하지불안증후군

하지불안증후군

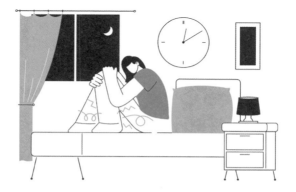

참을 수 없는 다리의 불편함

정기영 지음

에이도스

목차

그림 목차

표 목차

박스 목차

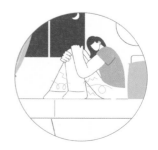

2000년대 초반만 해도 우리나라에서 하지불안증후군이라는 질병을 아는 의사는 많지 않았다. 하지만 이후 점차 알려지면서 이제는 하지불안증후군을 모르는 의사가 없을 정도이며, 대중들도 이 병명을 낯설게 느끼지 않는 것 같다. 그러나 아직도 증상을 잘 모르고 십수 년을 고통받으면서 지내다가 우연히 TV 프로그램을 보고 자신의 증상과 똑같다고 하면서 찾아오는 경우가 있을 정도로 초기 진단을 못 받는 사례가 적지 않다. 이런 경향은 선진국에서도 비슷하다. 아마도 하지불안증후군의 증상이 가랑비에 옷 젖듯이 초기에는 경미하면서 애매모호하게 시작되기 때문일 것이다.

한편 대중들에게 많이 알려진 만큼 간혹 잘못 전달된 정보도 있어 이로 인해 불필요한 진단을 받거나 혹은 잘못된 치료를 받는 경우도 있다. 하지불안증후군은 진단만 정확히 내리면 초기 치료는 비교적 수월하다. 그래서 의사들이 종종 환자들에게 '명의' 소리를 들을 수 있는 질환이다. 그런데 달콤한 시기는 그리 오래 가지 않는다. 초기에 약이 잘 들었더라도 시간이 지나면서 증상이 악화되거나 약물의 부작용이 동반되는 경우가 왕왕 있고 이럴 때 정확한 원인 파악과 이에 따른 적절한 관리와 치료가 중요한데 방향을 잘못 잡거나 적절한 타이밍을 놓치는 경우를 자주 본다.

기업체의 회장직을 맡고 있는 80세의 한 환자는 30여 년간 하지불안증후군으로 고통을 겪어 왔다. 젊었을 때는 왕성하게 기업 활동을 하고 체력도 있어서 그리 힘든 줄을 몰랐는데 70세가 넘으면서부터 부쩍 다리 증상이 심하여 밤마다 고통으로 잠을 제대로 자지 못하였다. 여러 치료를 받아 보았으나 약간의 호전만 있을 뿐 매일 밤 힘든 나날이었다. 우리 클리닉에 오기 전에는 서울 소재 다른 대학병원에서 처방을 받고 있었으나 큰 차도는 없었다. 그런데 나에게 진료를 받고서 그날부터 증상이 확연히 좋아져서 잠도 잘 자게 되고 그러니 자연히 살맛도 나고 행복감이 든다고 한다.

증상이 너무 갑작스럽게 좋아져서 보호자가 내 처방과 타 병원의 처방을 비교해 보았는데 내용이 거의 비슷하여 어째서 좋아졌는지 무척 궁금했다고 한다. 환자의 증상뿐만 아니라 생활 습관과 수면 패턴 등을 종합하여 문제를 파악하고 교정해주는 것이 하지불안증후군 치료와 관리의 핵심이다. 이 책에서는 단순히 약을 먹는 것을 소개하는 데 그치지 않고, 하지불안증후군의 정확한 증상과 치료에 대해서 소개하고 지속가능하고 전인적인 관리법을 소개할 것이다.

필자가 하지불안증후군에 관심을 가지게 된 계기는 바로 나 자신이 하지불안증후군 환자이기 때문이다. 아마도 초등학교 2~3학년 때부터 다리 불편감을 느꼈던 것 같다. 이런 다리 불편감 때문에 학교에서 혹은 과외 시간에 의자에 오래 앉아 있기가 매우 힘들었다. 다리 증상은 중고등학교를 거쳐 대학 생활 중에도 오르락내리락 하면서 지속되었다. 하루 종일 종아리, 허벅지에 묵직한 느낌이 들었고 주무르거나 때려주면 잠시 시원했다.

그러나 이런 나의 다리 증상은 오래 앉아서 공부하는 사람이라면 일반적으로 느끼는 정상적인 반응이라 생각했고 특별히 병원을 가거나 치료를 강구한 적은 없었다. 아마도 병원에 갔어도 당시에는 정확한 진단을 받지는 못했을 것이다. 열심히 공부를 해야 하는 의대생 시절에 다리 증상으로 1시간 이상 같은 장소에서 공부를 하지 못하고 일정한 간격으로 자리를 옮기면서 공부해야만 했다.

1997년에 신경과 전공의를 마치고 뇌전증 및 수면장애 전임의 과정을 하면서 처음으로 '하지불안증후군'이라는 병명을 알게 되었다. 관련해서 공부를 하다 보니 바로 나 자신이 하지불안증후군을 앓고 있으면서 평생 동안 힘들어 했다는 것을 알게 되었다. 돌이켜보니, 어렸을 적부터 어머니가 밤마다 자기 전에 다리가 쑤신다고 하셔서, 형제들이 돌아가면서 주물러 드리고 심지어는 밟아드리기까지 하였다. 그러면 어머니는 다리가 시원하다고 하시면서 그제야 주무셨던 기억이 선하다. 낮에 일을 너무 많이 하셔서 그런 줄 알았는데(물론 매일같이 열심히 많은 일을 하셨다), 어머니도 하지불안증후군으로 고생하고 계셨던 것이다. 어머니께 하지불안증후군 약을 처방해 드리고 난 후, 편안히 주무시는 모습을 보니 뿌듯한 마음이 들었다.

이렇게 자연스럽게 하지불안증후군에 깊은 관심이 생겼고, 이후 나의 연구 주제로 삼아 지난 25년 동안 하지불안증후군 환자를 진료하고 연구해왔다. 국내는 물론이거니와 국제학술대회에서 많은 발표와 강연도 하였고, 하지불안증후군 관련 학술단체 중 가장 권위 있는 국제하지불안증후군연구회에서 연구상을 3번 수상하기도 하였으며, 2023년부터 4년간 국제하지불안증후군연구회 이사로서 활동하게 되었다.

하지불안증후군 전문가이자 연구자로서 그리고 환자로서, 환자들의 고통을 십분 이해하기에 그동안 쌓아온 임상 노하우와 전문 지식을 환자들에게 전달해 주고 싶은 마음에서 이 책을 준비하게 되었다. 이 책은 하지불안증후군 환자들을 위한 질병 안내서이다. 어느 분야나 마찬가지이지만 특히 의료에서는 잘못된 지식이 해가 될 수도 있으므로 정확한 과학적 근거에 기반하여 서술하고 설명하려고 노력하였다. 환자들을 위한 안내서이기는 하지만 유용한 최신 연구 결과들을 실어서 관심 있는 의료인에게도 상당한 도움이 될 것으로 생각한다.

이 책을 낼 수 있었던 것은 나를 믿고 찾아와 주신 환자분들 덕분이다. 하지불안증후군 환자들이 이 책을 통해서 조금이나마 자신의 질병을 잘 이해하고 관리하는 데 도움이 되었으면 하는 바람이다.

2024년 3월

정기영

가만히 쉬면 고통스러운 병

고등학교 교사인 30대 중반 여성 N씨는 수년 전부터 저녁에 자려고 가만히 누워 있으면 종아리에 뭔가 말로 표현할 수 없는 이상한 느낌과 불편감이 들었고 자꾸 다리를 움직이고 싶은 충동이 일었다. 다리를 조금 움직여주면 시원한 느낌이 들면서 증상이 일시적으로 완화되었다가 잠시 가만히 있으면 다시 다리 불편감이 반복되는 증상으로 수년째 밤에 잠들기가 어려웠다. 밤마다 남편이 다리를 주물러주고 심지어는 종아리를 때려 줘야 겨우 잠에 들 수 있었다. 또, 수면 중에 잠시 깨면 다리의 불편한 증상으로 다시 잠들기가 어려운 경우가 많았다. 이러한 증상들은 초기에는 밤에 자기 전에만 나타났으나 점차 낮 동안 사무실에서 가만히 앉아 일을 할 때에도 나타나기 시작해 자주 다리를 움직여야만 했다.

이 여성 환자는 이와 같은 증상이 그저 체질 상의 문제인가 보다 하고 그냥 불편하고 힘들게 살아왔다고 한다. N씨는 '다리를 주무르지 않고 한번 편하게 잠을 자는 것이 소원'이라고 하소연할 정도로 심한 고통을 받고 있었다. N씨의 열한 살 난 딸아이 또한 학교 수업시간에 가만히 앉아 있기가 힘들어 주의가 산만했고 집에서 공부할 때도 20분 이상 책상에 앉아 있지 못한다고 한다.

70대인 C씨는 20대 때부터 자려고 누우면 다리가 불편해 잠들기가 어려웠는데, 밤새 주물러줘야 하고 그래도 안 되면 걸어다녀야 했다. 척추시술, 하지정맥시술 및 물리치료 등을 받아도 소용이 없었고, 수면제를 처방받아 복용하면 1~2시간 정도는 겨우 자나 더는 잠을 자지 못했다. 요즘은 저녁 9시경에 수면제를 먹고 누워서 TV를 보다가 11시경 잠깐 잠이 드는데 한두 시간 자고 깨서는 밤새 다리 통증과 불면으로 고생한다. 아침에 일어나면 밤에 잠을 거의 못 잔 탓에 다리가 너무 무겁고 힘들어 삶에 의욕이 없고 죽고 싶은 생각밖에 들지 않는다고 호소한다.

7월 12일

걸음을 조금 많이 걸어서 장딴지, 발등이 너무 아프고 힘들다.

7월 13일

아침에 일어나니 온 몸이 너무 아프고 무겁고 다리도 힘들다. 장딴지가 너무 시퍼레서 긴 바지를 입었다. 양말도 신고.

7월 14일

오늘 걸음을 너무 많이 걸었다. 13000보도 넘게 걸어서 저녁에 꼼짝도 못 하고 종아리 장딴지 발등이 너무 아프고 힘들어서 고생했다.

7월 16일

아침에 일어나니 너무 힘들고 하루 종일 장딴지가 힘들고 밤에 잠들기 힘들고 장딴지가 너무 아프다.

7월 22일

오늘 걸음을 15000보 넘게 걸었는데 욱신거리고 스멀거리는 증세는 없는 것 같았다. 장딴지 아픈 것은 여전하다.

7월 23일

아침에 일어나는 것이 너무 힘들다.

7월 27일

어제 조금 걸었다고 아침에 몸이 너무 아파서 죽고 싶다는 생각이 머릿속에서 나를 괴롭히고 이렇게 살면 무엇 하나 하는 생각이 든다. 아침에 가볍게 편하게 일어나면 얼마나 좋을까.

밤에 자려고 가만히 눕기만 하면 다리가 왠지 스멀스멀 거리거나 불편해서 다리를 가만 두지 못하고 자기도 모르게 자꾸 움직이게 되고 그래서 잠들기 어려운 적은 없었는가? 이런 증상을 자주 겪는다면 하지불안증후군 가능성을 의심해봐야 한다. 하지불안증후군의 영어 명칭은 restless legs syndrome (RLS)이다. 영어에서 Restless는 rest(를) 하지 못하는 상태를 말한다. 말하자면 하지불안증후군은 가만히 쉬면 불편한 다리(legs) 증상이 나타나서 가만히 쉬지(rest) 못하게(less) 하는 증후군(syndrome)이다.

하지불안증후군이라는 수면장애가 국내에 알려진 것은 불과 20년 정도밖에 되지 않았다. 지금은 다양한 매체, 특히 유튜브를 통해 하지불안증후군이 꽤 많이 알려진 편이다. 하지만 아직도 무척이나 고통스러워하면서도 무슨 병인지 진단을 못 받거나 제대로 치료를 못 받고 지내는 사람이 적지 않다.

전라도 광주에 사는 60세 K씨는 20대 때부터 자기 전에 다리 불편감으로 잠을 이루지 못하는 날이 부지기수였다. 자려고 누워 있으면 뭔가 다리가 불편해서 가만두지 못하고 자꾸 다리를 흔들지 않고는 견딜 수가 없었다. 이런 증상 때문에 졸려도 자지 못하고 일어나서 집안을 계속 돌아다니다가, 너무 졸리면 앉은 채로 엎드려서 잠을 청해야 했다. 여기저기 병원을 다녀도 '다리에는 이상이 없다' '별다른 치료법이 없다'라는 소리만 들었고, 이제 더는 검사도 치료도 포기하고 지내고 있었다.

그렇다면, 하지불안증후군은 어떤 병인가? 다음과 같은 증상을 보이는 것이 특징인 증후군이다.[1]

첫째, 다리를 움직이고 싶은 충동을 느낀다(Urge to move). 그러면서 다리에 뭔가 설명하기 힘든 불편감이나 불쾌감이 동반된다.

둘째, 다리를 움직이고 싶은 충동과 불편감은 가만히 있을 때 생긴다(Symptoms at Rest).

셋째, 다리를 움직여주면 충동과 불편감은 어느 정도 가라앉는다(Go to relieve discomfort).

넷째, 다리를 움직이고 싶은 충동과 불편감은 밤에 악화된다 (aggravation in the Evening and night).

하지불안증후군 환자는 위 네 가지 특징이 모두 나타나야 한다. 이 중 한두 가지만 있는 경우는 하지불안증후군이 의심될 수는 있지만 유사 질환일 가능성도 있으니 잘 살펴봐야 한다. 네 가지 증상 특징을 영어 앞 글자를 따 URGE로 정리하면 암기하기

1 Jung KY. Diagnosis and treatment of restless legs syndrome. *Hanyang Med Rev*. 2013;33(4):216-220. doi:10.7599/hmr.2013.33.4.216

쉽다.

하지불안증후군 환자의 약 60퍼센트 정도가 수면 중 다리를 주기적으로 움찔거리는 '주기적사지움직임'이 나타나는 것도 또 하나의 특징이다《그림 1》. 하지불안증후군은 어린아이부터 노인까지 어떤 나이에서도 나타날 수 있지만, 30~50대 나이에 가장 흔하며, 여성이 남성보다 약 2배 정도 많은 것이 특징이다. 소아에서도 흔하게 나타나는데, 이 나이대에서 성별 차이는 없다.

하지불안증후군은 다리의 불편한 증상이 주로 밤에 나타나기 때문에 이로 인해 잠들기 어렵고 숙면을 취하기 어려워 대부분의 환자들이 수면장애를 겪는다. 또한, 낮에도 오래 앉아 있거나 장시간 차를 타고 가거나 극장이나 비행기에 오래 앉아 있으면 다리 증상이 나타나 일상생활에 많은 지장을 받는다. 하지불안증후군 환자들은 일반인에 비해 삶의 질의 낮고, 우울 및 불안이 높으며, 자해 및 자살 사고가 높다고 보고된다. 하지불안증후군은 진

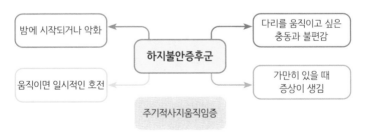

그림 1. 하지불안증후군의 특징

단이 정확히 되면, 약물 치료로 증상이 비교적 잘 조절되는데, 증상이 잘 조절되면 일상생활을 잘 유지할 수 있다. 그러나 진단을 못 받거나 종종 다른 질환으로 오인되기도 하며, 불필요한 검사나 치료를 받는 경우도 있어 전문가에 의한 정확한 진단이 중요하다. 초기 증상은 약물로 비교적 쉽게 조절이 되지만, 고혈압 및 당뇨와 같이 평생 동안 꾸준히 관리하고 조절해야 하는 만성신경질환이다. 또한 장기간 약물 치료를 받다보면 증상이 악화되는 경우가 적지 않아 지속적인 관리가 필요한 질환이다. 자, 이제부터 하지불안증후군에 대해서 하나씩 알아가 보자!

02

다리를 움직이고 싶은 충동

다리를 움직이고 싶은 충동(앞으로 '다리 충동'이라 약칭한다)이나 욕구는 하지불안증후군의 가장 핵심 증상이다. 환자들은 다리 충동과 함께 다리에 뭔가 설명하기 어려운 불쾌감이나 불편감을 같이 느낀다. 다리의 불편감('다리 불편감'이라고 약칭한다)은 거의 모든 환자에서 나타나지만(90퍼센트 이상), 드물게 일부 환자는 불편감을 호소하지 않기도 한다. 따라서 다리 불편감만 호소하고 다리 충동이 없으면 하지불안증후군이 아니라 이와 유사한 다른 질환일 가능성도 있어 잘 살펴봐야 한다. 먼저 다리 충동에 대해서 설명하고, 다리 불편감은 다음 장에 이어서 설명하겠다.

그러면 다리를 움직이고 싶은 충동은 무엇일까? 다리 충동은 다리를 움직일 때는 나타나지 않고, 가만히 앉아 있거나 누워 있는 상황에서 나타난다. 이것은 다리를 움직이지 않는 정적인 상태에서 다리에 뭔가 불안정하고 허전하고 이상한 느낌이 들어 움직여주어야 편할 것 같고, 움직이고 싶은 욕구가 자꾸 일어나 참을 수 없는 상태를 말한다. 이런 충동이 일어나면 처음에는 참을 수 있으나, 시간이 지날수록 움직이고자 하는 욕구가 점차 높아지고 결국에는 움직여야만 비로소 욕구가 일시적이나마 해소된다. 그래서 다리를 의식적으로 혹은 자기도 모르게 무의식적으로 움직이거나 떨기도 하고, 두드리거나 주무르게 된다. 이렇게 해도 해소가 안 되면 일어나서 돌아다녀야만 다리 충동이 비로소 감소한다〈그림 2〉.

　　하지불안증후군 증상이 경미한 초기에는 다리 충동은 낮에는 거의 안 생기고 밤에 자려고 누웠을 때만 주로 발생한다. 그래서 다리를 자꾸 움직이거나 주물러야 하고 심한 경우에는 서서 돌아다녀야 하기 때문에 잠들기 어렵고 잠이 들어도 깊은 잠을 못 자고 자주 깨게 된다. 이런 이유로 수면장애는 하지불안증후군 환자가 다리 충동 증상으로 인하여 파생되는 장애로 가장 흔하게 고통받는 증상이다. 졸려서 누우면 다리가 불편하고 그렇기 때문에 다시 주무르거나 돌아다녀야 하는 상태가 새벽까지 지속된다. 밤새

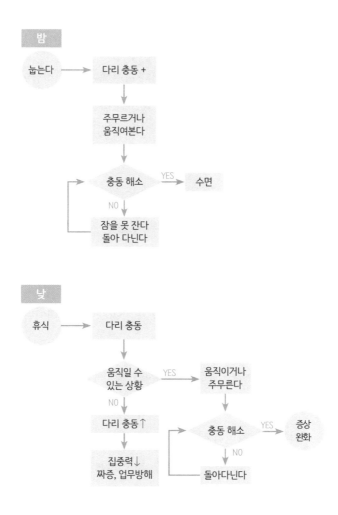

그림 2. 다리 충동으로 인한 증상 발생 과정

도록 졸리지만 잘 수도 없는 그런 상태인 것이다. 그러다가 보통 새벽 4~5시가 되면 신기하게도 증상이 없어지고, 그제야 겨우 잠을 자게 되는 것이 일반적이다(새벽에 왜 증상이 사라지는지는 4장에서 자세히 설명한다). 그러나 아침에 일어나 출근해야 하는 직장인이라면 하루 2~3시간도 채 자지 못하는 상황이 반복되어 만성적인 수면 부족을 겪는다.

무역회사 임원인 45세 남성 P씨는 해외 출장이 많아 비행기를 자주 타게 되는데, 장시간 동안의 비행기 여행이 너무 힘들다고 한다. 다름이 아니라 비행기 안에서 5~10시간 동안 꼼짝없이 가만히 앉아 있어야 하는데 다리가 너무 불편하고 움직이지 못해 고통스러운 것이다. 또한, 중역 회의가 장시간으로 길어지면 사장님 앞에서 자꾸 일어날 수도 없어 속으로만 애를 태우고 있다고 한다.

하지불안증후군 증상이 심해지면, 밤뿐만 아니라 오후에도 가만히 앉아서 일을 하거나 편히 쉬고 있는 상황에서 다리 충동을 느낀다. 특히, 자신이 상황을 통제할 수 없어서 마음대로 움직일 수 없는 상황이라면 다리 충동은 더 잘 나타나고 심해지는 경향이 있다. 비행기 창가 좌석에 앉아 있는 상황, 수업 시간에 가만히 앉아 있어야 하는 상황, 극장에서 가운데 자리에 앉아 있는 상황, MRI를 검사받기 위해 스캐너 통 안에서 꼼짝없이 가만히 누워 있어야 하는 상황 등을 상상하면 된다.

이런 상황이 되면 다리만 불편한 것이 아니라 심리적 상태에서 문제가 오기 시작한다. 움직여야 하는데 그러지 못하고 충동이 해소가 안 되므로 도무지 집중할 수가 없게 된다. 다리를 마음대로 움직이지 못해서 증상이 해소되지 않으면, 짜증이 나고 심지어 다리를 잘라내고 싶은 충동을 느끼기도 한다. 심한 경우에는 멘털 붕괴가 오는 상황이 일어나기도 한다《그림 2》. 어린 학생이 수업 중에 이런 상황에 처하면 가만히 앉아 있지 못하고 일어나서 돌아다니는 경우가 많은데, 교사에게 혼나거나 주의력결핍과잉행동장애(attentiona deficit hyperkinetic disorder, ADHD)로 오해받고 치료를 권유받기도 한다. ADHD에 대해서는 22장에서 자세히 다룰 것이다.

03

다리 충동과 함께 동반되는
다리의 불편한 느낌은 무엇인가요?

하지불안증후군 환자들은 다리를 움직이고 싶은 충동과 함께 다리에 뭔가 설명하기 힘든 불쾌하고 불편한 감각을 호소한다. 우리 연구팀이 분석을 해보니, 이런 느낌은 매우 다양해서 환자마다 상당히 다르게 표현하는 것으로 나타났다(《박스 1》). 또 한 환자에서도 여러 가지 불편감이 다양하게 나타나는 경우가 많다.

　가장 흔한 호소는 "말로 잘 설명하기 어렵지만, 뭔가 다리 깊숙한 곳에서 느껴지는 불편하고 기분이 좋지 않은 느낌"이다. 사실 이 증상은 다리를 움직이고 싶어지는 충동과 구분하기 어렵기도 하다. 다리가 없는 느낌이나 뭔가 허전한 느낌, 허공에 떠 있는 것 같은 느낌도 많이 호소하는 불편감이다. 종아리가 조이고 답답한 느낌, 묵직한 느낌, 시원하지 않은 느낌도 많이 호소한다. 이와는 좀 다르게 다리의 피부가 아닌 깊은 곳에서 간질간질하거나 가려운 느낌, 긁고 싶은 느낌 또한 자주 호소하는 증상이다. 다리 깊은 곳에서 뭔가 스멀스멀 대거나 벌레가 기어가는 듯한 느낌도 흔하게 호소한다. 사실 매스컴에서 가장 많이 소개되는 증상이기도 하다. 그래서 하지불안증후군의 대표적인 증상으로 알려져 있다. 찌릿찌릿, 저릿저릿 등 전기가 오는 듯한 느낌도 자주 호소하는 표현이다. 또한 아픈 느낌의 통증을 호소하는 환자도 적지 않다. 통증성 하지불안증후군은 약 25~50퍼센트 정도로 알려져 있다.[1] 발바닥이나 발 전체 혹은 종아리 부위까지 화끈거리는 증상, 혹은 반대로 시리고 차가운 느낌을 호소하는 환자도 있다. 프랑스 연구팀이 보고한 환자들의 증상 호소는 필자의 연구에서 기술한 것과 거의 일치하여 증상의 표현에서 동서양의 차이는 없는 것 같다.[2]

⟨박스 1⟩은 환자들이 호소하는 표현을 그대로 받아 적어 정

---

1   Cho YW, Song ML, Earley CJ, Allen RP. Prevalence and clinical characteristics of patients with restless legs syndrome with painful symptoms. *Sleep Med.* 2015;16(6):775-778. doi:10.1016/j.sleep.2014.12.024

2   Karroum EG, Golmard JL, Leu-Semenescu S, Arnulf I. Sensations in restless legs syndrome. *Sleep Med.* 2012;13(4):402-408. doi:10.1016/j.sleep.2011.01.021

박스 1. 하지불안증후군 환자가 호소하는 다리의 불편한 감각 증상

- 뭐라고 표현하기 힘들지만 기분 나쁜 느낌

- 다리가 없는 느낌(허전함, 감각은 있음), 그래서 다리를 오므려 압박감을 주고 싶은 느낌

- 허공에 뜬 것 같고 시리고 시큰거리고 아프기도 하고 시원하기도 하다.

- 뭔가 조여서 답답한 느낌

- 전기놀이(피를 통하지 못하게 했다가 갑자기 통하게 하는 놀이) 때 느껴지는 감각

- 뭔가 스멀스멀 대는 것 같다.

- 벌레가 기어가는 느낌인 것 같기도 하고, 압박을 가하면 시원하다.

- 긁고 싶은 느낌, 간질간질함

- 약하게 짜릿짜릿한 느낌, 심할 땐 따끔따끔한 느낌

- 찌릿찌릿 저리고 욱신거리는 것

- 시리고 간질간질

- 아픈 느낌은 아니고 비틀리는 느낌, 절절대는 느낌

- 다리가 들썩거리는 느낌, 산행을 오래한 후에 다리가 아픈 듯한… "우루루, 우두둑, 우룩~"한 느낌

- 힘줄이 팍팍 당기는 것 같다

- 통증, 아리고 아픈 느낌

- 발바닥이 화끈거리는 느낌

- 차갑고 시린 느낌

리한 것이다. 이들 증상을 자세히 보면 다리의 깊은 곳에서 느끼는 증상(심부증상)과 다리의 표면 근처에서 느끼는 증상(표재증상)으로 구분할 수 있다(《표 1》). 대체로 심부증상은 약물 치료가 잘 듣지만, 표재증상은 약물 치료가 상대적으로 효과가 덜한 것으로 보인다. 한 환자에게서 불편한 다리 증상이 다양하게 섞여 있을 때 약물 치료를 하면 심부증상은 호전이 되고 표재증상만 남는 경우도 적지 않다.

다리를 움직이고 싶은 충동과 함께, 외부의 자극이 없는데도 느끼는 다리의 불편감이나 불쾌감이 하지불안증후군의 핵심 증상이다. 특히 다리 충동은 다른 통증성 질환과 가장 확연히 구분되는 하지불안증후군만의 고유한 특징이다. 우리가 정상적으로 움직이기 위해서는 자신의 위치, 외부 대상에 대한 정보를 감각으로 입수하고 이를 바탕으로 자신의 움직임을 계산해야 한다. 이렇게

표 1. 다리 불편감의 깊이에 따른 특징

느끼는 부위	심부증상	표재증상
표현하는 증상	· 설명하기 어려운 기분나쁜 느낌 · 무거운 느낌 · 허전한 느낌	· 가려운 느낌 · 저린 느낌 · 시리거나 화끈거리는 느낌

움직이는 동안 자신과 외부의 상태와 상대적 위치 등을 지속적으로 모니터링하면서 운동을 정교하게 조절하게 되는데 이를 감각-운동네트워크라고 한다. 감각-운동네트워크는 대뇌운동영역-기저핵-시상-대뇌운동영역으로 구성된다. 하지불안증후군은 바로 이 감각-운동네트워크가 과민해져서, 혹은 억제가 적절히 되지 않아 다리 충동과 불편감을 초래한다고 여겨지고 있다. 다시 말하면, 하지불안증후군은 뇌의 감각-운동네트워크의 이상으로(10장 참고), 외부 자극이 없거나 차단되는 시기(휴식이나 수면)에 불필요한 감각을 생산하고(다리 불편감) 충동을 유발하는 중추신경계 질환이다.[3]

3 Manconi M, Garcia-Borreguero D, Schormair B, et al. Restless legs syndrome. *Nat Rev Dis Primer.* 2021;7(1):1-18. doi:10.1038/s41572-021-00311-z

04
다리 불편감을 느끼는 부위

하지불안증후군은 하지, 즉 다리가 불편한 질환이다. 그런데 다리는 넓적다리 앞뒤, 무릎, 종아리, 정강이, 발목, 그리고 발로 이루어져 그 범위가 상당히 넓다. 그러면 하지불안증후군 환자들이 호소하는 다리의 불편감은 주로 어느 부위에 나타나는 것일까?

환자들은 다리 불편감에 대한 표현과 마찬가지로 불편을 느끼는 다리 부위도 매우 다양하게 진술한다. 또한 발생하는 시간이나 정도에 따라서 그 부위와 범위가 변하기도 한다. 환자들이 불편을 호소하는 부위는 대체로 허벅지에서 발목까지이다. 우리 연구팀이 성인 80명을 대상으로 불편한 부위를 하나하나 캐물어서 견본

위에 그려서 분석을 해보니, 무릎 바로 아래부터 발목까지의 부위가 모든 환자에서 가장 흔하게 겹치는 부위로 나타났다. 그중에서도 앞쪽인 정강이보다는 뒤쪽인 종아리 부위가 가장 흔하게 불편감을 느끼는 부위였다《그림 3》.[1] 그다음으로는 정강이, 허벅지 앞쪽 및 옆쪽, 그리고 발목 바로 위 부위가 흔했다. 무릎이나 발목도 적지 않게 불편감을 느끼는 부위였다. 하지만 발등과 발바닥을 포함한 발 부위는 적은 것으로 나타났다. 하지불안증후군의 이런 특징적인 증상 분포는 프랑스 연구팀의 연구에서도 거의 동일하게 나타나,[2] 하지불안증후군의 고유 특성이라고 생각된다.

증상이 다리에만 국한되는 경우가 대다수이지만, 환자의 약 4분의 1에서는 다리와 함께 다른 신체 부위에도 증상이 나타났다. 특히, 질병 초기나 증상이 경미한 경우에는 다리에만 국한하던 불편감이 증상이 심해지면 다리 이외의 신체 부위에도 나타나기 시작했다. 아주 심한 환자들의 반 정도는 다리 이외의 다른 부위에

1 Koo YS, Lee GT, Lee SY, Cho YW, Jung KY. Topography of sensory symptoms in patients with drug-naïve restless legs syndrome. *Sleep Med.* 2013;14(12):1369-1374. doi:10.1016/j.sleep.2013.09.

2 Karroum EG, Leu-Semenescu S, Arnulf I. Topography of the sensations in primary restless legs syndrome. *J Neurol Sci.* 2012;320(1-2):26-31. doi:10.1016/j.jns.2012.05.051

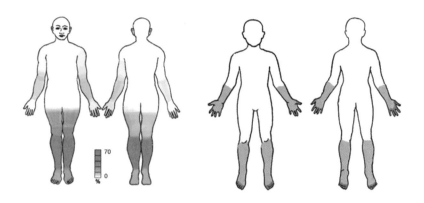

70
%
0

그림 3. 하지불안증후군의 증상 분포

왼쪽은 하지불안증후군 증상의 전형적인 분포. 오른쪽은 다발성 말초신경병증의 전형적인 증상 분포. 하지불안증후군의 다리 증상은 주로 종아리, 무릎 및 허벅지에 양측 대칭적으로 나타나는 것이 전형적이다. 팔의 증상은 다리 증상보다 드물다. 발바닥, 발가락 및 발등, 손은 흔하게 나타나는 부위가 아니다. 이에 비해 말초신경질환은 발 및 손을 주로 침범하는 것이 전형적인 패턴이다.

출처: Koo YS, Lee GT, Lee SY, Cho YW, Jung KY. Topography of sensory symptoms in patients with drug-naive restless legs syndrome. *Sleep Medicine* 2013;14(12):1369-1374.에서 변형

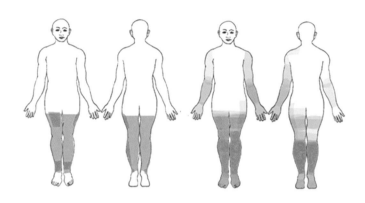

그림 4. 증상의 중등도에 따른 다리 불편감의 분포

왼쪽은 경미한 상태, 오른쪽으로 갈수록 증상이 심한 상태. 증상이 경미한 경우에는 주로 양측 다리에 국한되고 대칭적이다. 그러나 증상이 심해지면 다리 이외의 부위에도 증상이 나타나며 비대칭적인 경우가 많아진다.

출처: Koo YS, Lee GT, Lee SY, Cho YW, Jung KY. Topography of sensory symptoms in patients with drug-naïve restless legs syndrome. *Sleep Medicine* 2013:14(12):1369-1374.에서 변형

증상이 나타난다. 팔이 가장 흔하고, 어깨, 몸통에도 나타날 수 있으며, 아주 극심한 경우에는 얼굴이나 두피까지 나타나기도 한다. 하지만 손에는 상대적으로 드물게 나타난다《그림 4》. 증상은 대부분 좌우 대칭이지만 환자의 약 4분의 1에서는 한쪽이 우세하거나 아예 한쪽만 나타나는 경우도 있다. 하지불안증후군이 심할수록 좌우 비대칭이 더 많이 나타난다.

정리하면, 하지불안증후군 환자의 다리 불편감은 주로 다리 양측에서 대칭으로 나타나고 그중에서도 종아리, 허벅지 부위가 많다. 증상이 심해지면 팔, 어깨 등 다리 이외의 부위로 증상이 퍼지고, 좌우 비대칭 분포를 보인다. 그렇지만, 손발은 흔하게 나타나는 부위가 아니다. 이 사실은 매우 중요한데, 당뇨병 등 다양한 원인으로 생긴 말초신경병증에 의한 손발 저림이나 통증은 발 전체와 손 전체 부위에 주로 나타나기 때문에 증상 분포가 감별 진단에 상당히 도움이 된다《그림 4》.

드물긴 하지만 다리, 몸통, 팔 이외의 부위에도 증상이 나타날 수 있다. 어떤 경우에는 다리 증상이 거의 없이 특정 부위에만 국한되어 증상이 나타나기도 한다. 이런 경우에는 진단을 내리기가 쉽지 않다. 신체의 어느 부위라도 하지불안증후군 증상이 나타날 수 있으나, 지금까지 보고된 사례로는 성기, 방광, 하복부, 얼굴,

팔 등에 국한된 사례가 있었다.[3] 다리 이외의 부위에 주로 나타나는 특수한 경우는 20장에서 자세히 설명할 것이다.

3 Turrini A, Raggi A, Calandra-Buonaura G, Martinelli P, Ferri R, Provini F. Not only limbs in atypical restless legs syndrome. *Sleep Med Rev*. 2018;38:50-55. doi:10.1016/j.smrv.2017.03.007

05

다리 증상은 하루 중
언제 주로 생기나요?

하지불안증후군은 하루 중에서 특정한 시간대에 나타나는 것이 특징이다.[1] 하지불안증후군은 '밤의 질환'이라고 말할 수 있을 정도로 초기에는 거의 밤에만 증상이 나타난다. 주로 자려고 눕는 순간부터 다리 증상을 느끼는 경우가 많다. 낮이나 초저녁에는 누워도 별 증상을 못 느끼다가 밤에 잘 시간(대략 오후 10시경)이 되어 눕기만 하면 증상이 어김없이 나타나는 것이다. 그 시각부터 밤새

---

1 Baier PC, Trenkwalder C. Circadian variation in restless legs syndrome. *Sleep Med*. 2007;8(6):645-650. doi:10.1016/j.sleep.2006.10.011

도록 다리 불편감으로 고생하다가 이르면 새벽 3~4시, 늦어도 새벽 4~5시가 되면 증상이 싹 사라진다. 아무리 심한 환자라도 아침 및 오전에 증상이 있는 경우는 매우 드물다. 이렇게 하지불안증후군 증상이 나타나는 시간은 일정한 패턴을 보이는데 대략 24시간 주기이다《그림 5》.

　　사람은 24시간 주기의 리듬이 있는데 이를 일주기리듬이라 한다. 뇌의 시상하부에 있는 시신경교차상핵이라는 마스터 생체시계는 모든 장기들이 조화로운 활동을 하도록 조율한다.[2] 마스터 생체시계의 지휘 아래 각 장기들은 특정 시간에 순차적으로 혹은 동시에 자기들의 기능을 발휘하고 쉬는 율동적인 활동을 한다. 수면-각성 주기가 가장 대표적이지만, 호르몬 분비, 심장, 간, 신장 등 신체의 모든 장기들이 생체시계의 일주기리듬과 하모니를 이루어 활동하고 그렇게 함으로써 신체 및 정신 기능이 정상적으로 유지된다. 반대로 생각하면, 어떤 질병은 특정한 시간대에 주로 발생할 수 있는 조건이 될 수가 있다. 천식이나 뇌경색은 새벽 4~6시경에 잘 발생하고, 심근경색은 오전 8~10시경에 잘 발생한

2　정기영, 『잠의 힘』. 에이도스: 2023:39-40.

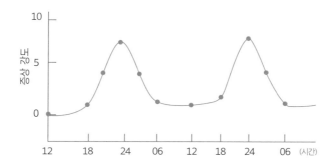

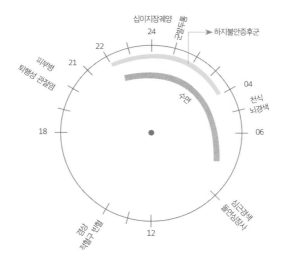

그림 5. 하지불안증후군의 증상 변동

(위) 하지불안증후군 증상의 일주기 변동, (아래) 다리 증상이 주로 발생하는 시간

다. 하지불안증후군은 오후 10시경부터 시작하여 새벽 4시경에 끝나는 양상으로 나타난다(《그림 5》).

하지불안증후군의 일주기 변동성은 하지불안증후군의 원인 및 병태생리와 연관이 있다. 하지불안증후군의 원인 및 병태생리는 9장에서 자세히 다룰 것이다. 여기서는 일주기 변동성과 연관된 요인에 대해서만 간략히 설명하겠다. 심부체온은 일주기리듬의 지표로 심부체온이 급격히 떨어지면서 잠이 오기 시작한다. 체온이 감소하기 시작하는 시점과 하지불안증후군 증상 시작 시점이 거의 일치하고, 새벽 4시 이후 체온이 올라가는 시점과 하지불안증후군 증상이 소실되는 시점이 일치한다. 따라서 하지불안증후군은 심부체온의 변동과 뭔가 연관이 있을 것으로 생각된다.[3]

다른 요인으로는 뇌 안의 철분과 도파민이다. 하지불안증후군의 증상은 철분과 도파민 농도의 변동과 밀접하다. 철분과 도파민은 아침에는 농도가 높고, 밤에는 낮아지는 일주기 변동을 보인다. 그런데, 하지불안증후군 환자는 건강한 사람에 비해 그 변동

3   Hening W, Walters A, Wagner M, et al. Circadian Rhythm of Motor Restlessness and Sensory Symptoms in the Idiopathic Restless Legs Syndrome. *Sleep*. 1999;22(7):901-912. doi:10.1093/sleep/22.7.901

의 폭이 크다.[4] 특히, 밤에 낮아지는 정도가 더 심한데, 이렇게 볼 때 밤에 철분과 도파민이 상대적으로 부족하게 되어 다리 증상이 나타나는 원인이 될 수 있다.

4   Earley CJ, Hyland K, Allen RP. Circadian changes in CSF dopaminergic measures in restless legs syndrome. *Sleep Med*. 2006;7(3):263-268. doi:10.1016/j.sleep.2005.09.006

06
주기적사지움직임

대전에 사는 50대 남성 P씨는 아내의 권유에 의해 수면클리닉을 방문했다. 아내가 보기에 남편은 수면 중 다리를 주기적으로 움찔거리는 증상이 거의 매일 밤 나타난다고 한다. 아내가 자세히 관찰해보니 다리 떨림은 20~40초 간격으로 나타나는데 한 번 나타나면 수분에서 심지어는 수십 분간 지속될 때도 있다고 한다. 그런데 정작 환자는 수면 중 이런 다리 떨림을 느끼지 못하고 전혀 불편감도 없다고 했다. 병력을 자세히 물어보니, 자기 전에 다리 충동과 불편감이 있기는 있지만 심하지 않아 잠들기 어려운 정도는 아니라고 하였다.

주기적사지움직임은 하지불안증후군의 중요한 운동 증상이다.[1] 이 주기적사지움직임은 서양 하지불안증후군 환자의 80퍼센트 정도에서 보인다. 하지만, 우리 연구팀과 일본 연구팀의 비슷한 연구에서 아시아 지역의 하지불안증후군 환자에서는 60퍼센트 정도만이 수면 중 다리를 주기적으로 떠는 주기적사지움직임이 나타났다.[2] 주기적사지움직임은 수면 중에 나타나므로 대부분의 환자들이 인식을 하지 못하나, 같이 자는 사람은 환자가 이불을 '슥, 슥' 거리면서 다리를 주기적으로 움찔거리기 때문에 예민한 사람은 잠을 방해받는 경우가 적지 않다.

주기적사지움직임의 유무를 정확히 진단하기 위해서는 수면다원검사가 필요하다. 수면다원검사는 뇌의 활성을 보는 뇌파를 비롯해 근전도, 안전도, 심전도 등의 생체신호를 기록하여 수면상태를 종합적으로 판단하는 방법으로 임상적으로 수면장애를 진단

---

1 『증례로 배우는 수면장애』. 범문에듀케이션; 2020: 336-338.

2 Shin J won, Koo YS, Lee BU, et al. Prevalence and Characteristics of Periodic Limb Movements during Sleep in Korean Adult Patients with Restless Legs Syndrome. *J Clin Sleep Med*. 2016;12(08):1089-1097. doi:10.5664/jcsm.6042. Sasai-Sakuma T, Stefani A, Sato M, Högl B, Inoue Y. Ethnic differences in periodic limb movements during sleep in patients with restless legs syndrome: a preliminary cross-sectional study of Austrian and Japanese clinical population. *Sleep Biol Rhythms*. 2018;16(3):345-349. doi:10.1007/s41105-018-0159-5

하는 데 이용된다. 다리에 근전도를 부착하고 수면다원검사를 해 보면, 주기적사지움직임을 자세히 살펴볼 수 있다.

박스 2. 수면다원검사

수면다원검사는 수면 중 발생하는 다양한 생리적 변화를 종합적으로 측정하고 기록하는 검사이다. 이 검사는 수면의 질과 구조를 이해하고, 다양한 수면장애를 진단하는 데 중요한 역할을 한다. 검사는 주로 밤에 자면서 이루어지며, 수면 중 뇌파, 눈 움직임, 근육 활동, 심장 박동, 호흡 패턴, 그리고 혈중 산소포화도 등을 동시에 기록한다.[3]

수면다원검사는 야간에 잠을 못 자거나 이상한 행동을 하는 경우, 주간에 너무 심하게 졸린 경우 등 수면장애의 정확한 원인을 파악하고, 효과적인 치료 계획을 수립하는 데 중요한 기초 자료로 활용된다.

---

3   정기영, "잠에 관한 몇 가지 이야기", 『잠의 힘』. 에이도스: 2023:39-40.

주기적사지움직임은 무의식 중에 발목을 위로 젖히고 무릎을 구부리면서 당기는 동작으로 한쪽이나 양쪽 다리에 나타난다. 이러한 움직임은 마치 아기들의 발바닥을 긁어주면 나타나는 반사운동(바빈스키반사라고 한다)과 아주 유사하다.

주기적사지움직임이 밤 사이에 나타나는 분포를 보면, 렘수면 중에는 잘 나타나지 않고, 비렘수면 중에서도 깊은 수면 단계보다는 중간 단계인 N2단계에서 가장 많이 나타난다. 다리 움직임은 대개 20~40초 간격의 주기를 보이며, 한 번 나타나면 수분에서 10여 분 정도 지속되고, 이런 패턴이 하룻밤에 여러 차례 반복되어 나타난다《그림 6》. 환자 자신은 잘 인지하지 못하지만, 다리 움직임은 뇌파에서 각성을 동반하고 교감신경을 자극하여 혈압을 올리며 심박수를 빠르게 하는 경우가 흔하다《그림 7》.[4]

4 Allena M, Campus C, Morrone E, et al. Periodic limb movements both in non-REM and REM sleep: Relationships between cerebral and autonomic activities. *Clin Neurophysiol*. 2009;120(7):1282-1290. doi:10.1016/j.clinph.2009.04.021.
Guggisberg AG, Hess CW, Mathis J. The significance of the sympathetic nervous system in the pathophysiology of periodic leg movements in sleep. *Sleep*. 2007;30(6):755-766. Kim TJ, Cha KS, Lee S, et al. Brain regions associated with periodic leg movements during sleep in restless legs syndrome. *Sci Rep*. 2020;10(1):1-10. doi:10.1038/s41598-020-58365-0.
Kim MJ, Cha KS, Kim TJ, Jun JS, Jung KY. Cardiac Activation Associated with Non-Periodic Leg Movements in Comparison to Periodic Leg Movements during Sleep in Patients with Restless Legs Syndrome and Healthy Subjects. *J Sleep Med*. 2018;15(2):68-73. doi:10.13078/jsm.18015

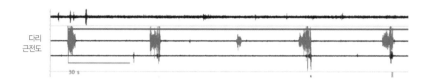

다리
근전도

30 s

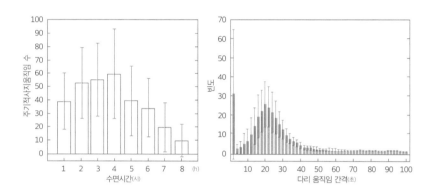

그림 6. 하지불안증후군 환자에서 나타나는 주기적사지움직임

수면다원검사 중 다리 근전도 채널만을 보여준 그림에서 다리 움직임을 나타내는 근전도 활성이 약 40초 간격의 주기로 나타나고 있다(위). 주기적사지움직임의 발생 시각은 주로 비렘수면이 우세한 수면 전반부에 많이 나타난다(아래, 왼쪽). 다리 움직임의 간격은 10~40초 사이의 간격이 가장 많다(아래, 오른쪽).

출처: Shin J, Koo YS, Lee BU, et al. Prevalence and Characteristics of Periodic Limb Movements during Sleep in Korean Adult Patients with Restless Legs Syndrome. *Journal of Clinical Sleep Medicine*. 2016;12:1089-1097.

따라서 주기적사지움직임이 많이 나타나면 결국 수면의 질을 떨어트리고 수면의 회복 효과가 감소하는 영향을 줄 수 있다. 하지불안증후군 환자는 일반인에 비해 고혈압, 심장질환 및 뇌혈관 질환의 위험이 높다는 연구 결과가 많은데(그렇지 않다는 연구 보고도 일부 있다), 이에 대해서는 여러 요인이 있지만 주기적사지움직임이 중요한 역할을 하는 것으로 학계에서는 보고 있다.[5]

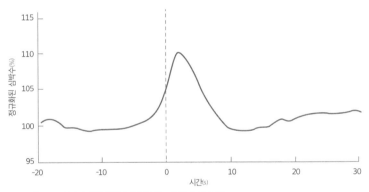

그림 7. 주기적사지움직임에 동반되는 심박수의 증가

시간 0은 다리 움직임이 시작된 시점을 나타낸다. 주기적사지움직임은 교감신경계 활성이 증가되면서 발생하고 이로 인하여 다리 움직임과 함께 심박수가 10퍼센트 이상 증가한다.

출처: Kim M-J, Cha KS, Kim T-J, Jun J-S, Jung K-Y. Cardiac Activation Associated with Non-Periodic Leg Movements in Comparison to Periodic Leg Movements during Sleep in Patients with Restless Legs Syndrome and Healthy Subjects. *J Sleep Med*. 2018:15(2):68-73

5   Gottlieb DJ, Somers VK, Punjabi NM, Winkelman JW. Restless legs syndrome and cardiovascular disease: a research roadmap. *Sleep Med*. 2017;31:10-17. doi:10.1016/j.sleep.2016.08.008

하지불안증후군에서 주기적사지움직임은 수면 중 주로 나타나나, 본격적으로 잠에 들기 전, 즉 졸려서 잠들려고 하는 순간에도 잘 나타난다. 잠에 들려 하면 움찔하면서 자기도 모르게 다리를 떨기 때문에 이로 인해 깜짝 놀라면서 잠이 달아나기도 한다. 또한, 주기적사지움직임이 아주 심한 사람들 중에는 낮에 가만히 있을 때도 나타나는 경우가 있다.

주기적사지움직임은 왜 발생하는 것일까? 아직 그 기전은 명확하지 않다. 주기적사지움직임이 있기 전후로 교감신경활성이 증가하고 뇌파의 각성이 동반되는 경우가 많은데, 다리가 움직이기 때문에 자율신경과 뇌파가 깨는 것인지 아니면 그 반대로 자율신경이 항진되거나 뇌파에 각성 신호가 있음으로 인해 다리가 움직이는 것인지 명확하지 않으며, 두 가지 가능성이 모두 있다.

우리 연구팀이 주기적사지움직임과 연관된 대뇌의 활성 부위를 규명하고자 주기적사지움직임과 연관된 뇌파 신호 및 심박 변이를 분석해본 결과, 뇌파와 심박 변이가 주기적사지움직임에 선행하여 나타남을 확인하였다.[6] 다리 움직임 직전의 뇌파 신호를

6   Kim TJ, Cha KS, Lee S, et al. Brain regions associated with periodic leg movements during sleep in restless legs syndrome. *Scientific Reports*. 2020;10(1):1-10. doi:10.1038/s41598-020-58365-0

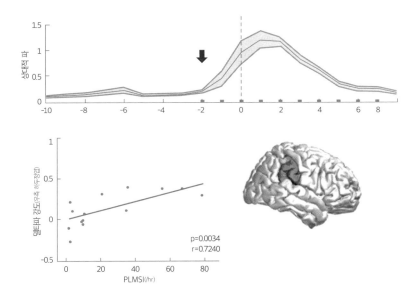

그림 8. 하지불안증후군에서 주기적사지움직임과 뇌파 스펙트럼 변화와의 관계

(위) 델타파의 변화가 다리 움직임(Time 0)보다 2초 정도 선행한다. (아래) 주기적사지움직
임의 빈도는 우측 하두정엽 델타파의 파워가 강할수록 증가한다.

출처: Kim TJ, Cha KS, Lee S, et al. Brain regions associated with periodic leg movements during sleep in restless legs syndrome. *Scientific Reports* . 2020;10(1):1-10.에서 변형

신호원국지화기법을 적용하여 분석해보니, 주로 전전두엽과 운동 영역의 활성이 선행됨을 알 수 있었다. 말하자면 주기적사지움직임은 대뇌 피질의 신호에 의해서 촉발이 된다는 점을 간접적으로 보여주는 결과였다. 특히, 주기적사지움직임의 심한 정도는 우반구의 하두정엽, 중전두엽 및 상측두엽의 활성과 유의한 상관관계를 보였다(《그림 8》). 이런 피질 영역들은 경두개전기자극술 등 주기적사지움직임의 비약물적 조절의 주요 타깃 후보가 될 수 있을 것이다. 그러나 이에 대해서는 후속 연구가 좀 더 필요할 것으로 생각한다.

하지불안증후군은 유전적 요인이 상당히 큰데, 특히 주기적사지움직임이 유전의 영향을 더 많이 받는 것으로 보인다. 대단위 유전자 연구에서 하지불안증후군과 관련된 유전자가 발견되었는데, 여기서 발견된 유전자는 다리의 감각 증상보다는 주기적사지움직임과의 연관성이 더 높게 나타났다.[7]

또한, 주기적사지움직임을 가지고 있는 비율을 보니, 인종 간 차이가 있음이 드러났다. 우리 연구팀이 354명의 하지불안증후군 환자의 수면다원검사를 분석해 주기적사지움직임이 나타나는 비

---

7   Winkelmann J, Schormair B, Xiong L, Dion PA, Rye DB, Rouleau GA. Genetics of restless legs syndrome. *Sleep Med*. 2017;31:18-22. doi:10.1016/j.sleep.2016.10.012

율을 확인한 결과 주기적사지움직임은 전체 환자의 58퍼센트에서만 나타났다.[8] 이는 서양의 80퍼센트와 큰 차이가 있는데, 뒤이어 일본에서 연구한 결과도 56퍼센트로 나타나 아시아인에게 주기적사지움직임이 발생하는 비율이 상당히 낮은 것으로 나타났다 (《그림 9》).[9]

따라서 주기적사지움직임이 모든 하지불안증후군 환자에서 나타나는 것이 아니기 때문에 주기적사지움직임이 없다 하더라도 하지불안증후군이 아니라고는 볼 수 없다. 우리 연구팀이 진행한 소규모 연구에서는 주기적사지움직임이 동반된 하지불안증후군이 주기적사지움직임이 동반되지 않는 경우보다 다리 증상이나 수면의 질, 불면증에 큰 차이를 보이지는 않았다.[10] 주기적사지움

8 Shin J won, Koo YS, Lee BU, et al. Prevalence and Characteristics of Periodic Limb Movements during Sleep in Korean Adult Patients with Restless Legs Syndrome. *J Clin Sleep Med*. 2016;12(08):1089-1097. doi:10.5664/jcsm.6042

9 Sasai-Sakuma T, Stefani A, Sato M, Högl B, Inoue Y. Ethnic differences in periodic limb movements during sleep in patients with restless legs syndrome: a preliminary cross-sectional study of Austrian and Japanese clinical population. *Sleep Biol Rhythms*. Published online March 28, 2018:1-5. doi:10.1007/s41105-018-0159-5

10 Eun M, Seok H, Kim J, Jung K. Comparison of Sleep Quality and Polysomnographic Findings in Patients with RLS according to the Presence of Periodic Limb Movements during Sleep. *J Korean Sleep Soc*. 2011;8(1):4-8.

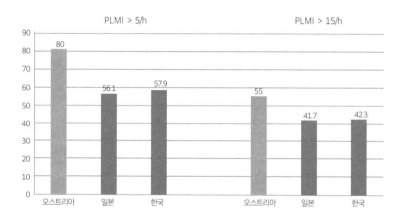

그림 9. 하지불안증후군에서 주기적사지움직임의 동반 비율

(왼쪽) 시간당 5회 기준. 서양의 80퍼센트에 비해 아시안인은 60퍼센트 정도로 낮은 것을 알 수 있다. (오른쪽) 시간당 15회 기준.

출처: Shin J, Koo YS, Lee BU, et al. Prevalence and Characteristics of Periodic Limb Movements during Sleep in Korean Adult Patients with Restless Legs Syndrome. *Journal of Clinical Sleep Medicine* . 2016;12:1089-1097. Sasai-Sakuma T, Stefani A, Sato M, Högl B, Inoue Y. Ethnic differences in periodic limb movements during sleep in patients with restless legs syndrome: a preliminary cross-sectional study of Austrian and Japanese clinical population. *Sleep Biol Rhythms* . 2018;16:345-349.에서 변형

직임이 하지불안증후군에서 임상 경과에 얼마나 영향을 미칠지는 좀 더 많은 환자를 대상으로 한 연구가 필요하다.

주기적사지움직임은 기면병, 렘수면행동장애, 수면무호흡증, 빈혈, 척추질환, 말초신경질환, 파킨슨병 등 하지불안증후군 이외의 다른 질환에서도 비교적 흔히 나타날 수 있다.[11] 그뿐만 아니라 중년 이후 특히 노인에서도 흔히 관찰되는 소견이다. 다시 말해 '주기적사지움직임=하지불안증후군'의 등식은 성립하지 않는 것이다. 따라서 하지불안증후군의 다리 충동 및 불편감의 증상 없이 주기적사지움직임만 있다면 하지불안증후군 이외에 다른 질환은 없는지 살펴볼 필요가 있다.

---

11 Ferri R. The time structure of leg movement activity during sleep: the theory behind the practice. *Sleep Med*. 2012;13(4):433-441. doi:10.1016/j.sleep.2011.10.027

07

다리 증상의 영향

다리 충동 증상은 하지불안증후군의 필수 증상으로 모든 환자에게서 나타나고, 이 증상이 있어야지만 하지불안증후군으로 진단할 수 있다. 그럼 다리 증상으로 야기되는 이차 증상들을 알아보자《그림 10》.

수면장애는 하지불안증후군 환자들이 다리 증상 다음으로 많

---

1 Rinaldi F, Galbiati A, Marelli S, et al. Defining the phenotype of restless legs syndrome/Willis-Ekbom disease (RLS/WED): a clinical and polysomnographic study. *J Neurol*. Published online January 2, 2016:1-7. doi:10.1007/s00415-015-7994-y.
   Allen RP, Walters AS, Montplaisir J, et al. Restless legs syndrome prevalence and impact: REST general population study. *Arch Intern Med*. 2005;165(11):1286-1292.

이 호소하는 증상이다.[1] 거의 모든 환자가 다양한 형태의 수면장애를 겪는다. 그중에서 다리 증상으로 잠들기 어려운 입면 장애가 가장 흔하다.[2] 자려고 눕기만 하면 다리 증상이 생기니 당연히 잠들기 어려워진다. 처음에는 누워서 다리를 주무르거나 발로 차기도 하지만, 더욱 심해지면 급기야는 돌아다녀야 하는 사람들도 적지 않다. 그러니 어떻게 잠에 들 수가 있겠는가?

잠을 잘 못 들게 하는 또 다른 이유는 잠에 들려고 하면 자기도 모르게 저절로 다리가 움찔거리거나 차게 되는 주기적사지움직임이다. 주기적사지움직임은 잠에 들려고 할 때 자주 나타나고, 수면 중에서도 나타나는데 교감신경계 활성과 연관이 있어서 미세각성을 일으키고 혈압이나 맥박을 증가시키기도 한다. 겨우 잠이 들어도 깊은 잠을 못 자고 자주 깨며, 깨면 다리 증상을 느껴서 더욱 잠을 못 자는 악순환이 반복되는 경우도 많다. 다리 증상은 대개 새벽 3~4시 정도까지 지속되다가 아침 무렵이 되면 저절로 가라앉아 그때서야 겨우 잠드는 경우가 많다. 그러나 안타깝게도

2   Winkelman JW, Redline S, Baldwin CM, Resnick HE, Newman AB, Gottlieb DJ. Polysomnographic and health-related quality of life correlates of restless legs syndrome in the Sleep Heart Health Study. *Sleep*. 2009;32(6):772-778.
    Hornyak M, Feige B, Voderholzer U, Philipsen A, Riemann D. Polysomnography findings in patients with restless legs syndrome and in healthy controls: a comparative observational study. *Sleep*. 2007;30(7):861-865.

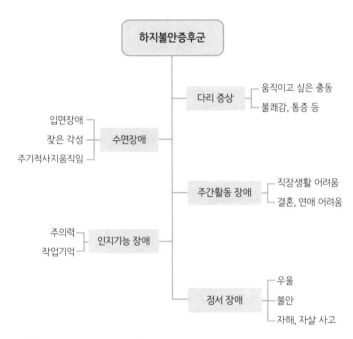

그림 10. 하지불안증후군으로 인한 삶의 영향

출근을 위해 일어나야 하니, 결국은 2~3시간밖에 잠을 자지 못한 상태에서 낮에 업무를 해야 한다. 이로 인하여 피로감이 증가하고 집중력이 떨어지고 우울감이 증가한다. 주간 업무 능력 저하로 이어지는 것이다. 그런데 흥미로운 점은 이렇게 잠이 부족해도 낮에 졸음을 호소하는 사람은 많지 않다는 것이다. 이는 아마도 하지불안증후군의 병태생리에서 수면 유발 물질인 아데노신의 기능 감소로 인하여 뇌가 과각성 상태에 있기 때문에 낮에도 상대적으로 졸음을 덜 느끼는 것으로 보고 있다.[3]

40대 후반 남성 L씨는 초등학교 6학년 무렵부터 다리 증상이 시작되었다. 종아리 부위에 약한 전기를 대는 것 같은 느낌이 드는데, 움직이면 일시적으로 완화되고 움직이지 않으면 도저히 참을 수 없었다. 이런 증상은 30대 초반부터 더욱 심해졌다. 원래 차분한 성격인데 성격이 점차 괴팍하게 변한 것 같다고 스스로 느끼고 있다. 회사에서 중간 간부로 업무를 하는데 집중이 힘들고, 누가 옆에서 건드리면 짜증이 나면서 충동조절이 안 된다고 한다.

---

3 Ferré S, García-Borreguero D, Allen RP, Earley CJ. New Insights into the Neurobiology of Restless Legs Syndrome. *The Neuroscientist*. 2019;25(2):113-125. doi:10.1177/1073858418791763

심한 다리 증상과 이로 인한 감정 조절의 장애로 대인관계가 어려워 사람 만나는 것을 기피하게 되었다. 밤에 누구랑 같이 자지 못하기 때문에 결혼은 생각도 못 한다고 한다.

하지불안증후군 환자는 정상인에 비해 전반적으로 정신적·신체적 증상을 훨씬 심하게 호소한다.[4] 신체화(심리적인 스트레스가 통증 같은 신체 증상으로 표현되는 현상)는 일반인과 대비되는 하지불안증후군 환자의 특징으로, 하지불안증후군 증상이 심할수록 불안과 수면장애도 심해진다. 하지불안증후군 환자는 일반인에 비해 수면장애와 우울증 동반이 3배 정도 많으며, 업무나 사회 활동에 지장을 받는 경우도 3배 정도 높다. 프랑스, 미국 그리고 중국에서 조

4 Kim JB, Koo YS, Eun MY, Park KW, Jung KY. Psychosomatic symptom profiles in patients with restless legs syndrome. *Sleep Breath*. 2013;17(3):1055-1061. doi:10.1007/s11325-013-0800-0

5 Chenini S, Barateau L, Guiraud L, et al. Depressive Symptoms and Suicidal Thoughts in Restless Legs Syndrome. *Mov Disord*. 2022;n/a(n/a). doi:10.1002/mds.28903.
Zhuang S, Na M, Winkelman JW, et al. Association of Restless Legs Syndrome With Risk of Suicide and Self-harm. *JAMA Netw Open*. 2019;2(8):e199966. doi:10.1001/jamanetworkopen.2019.9966.
Para KS, Chow CA, Nalamada K, et al. Suicidal thought and behavior in individuals with restless legs syndrome. *Sleep Med*. 2019;54:1-7. doi:10.1016/j.sleep.2018.09.019

사한 연구를 보면, 하지불안증후군 환자는 연령 대조군에 비해서 우울증은 7~10배, 자살 사고는 3배나 높게 나타났다.[5] 우울감 및 자살 사고는 다리 증상이 심하고 우울증 및 불면증이 심할수록 높게 나타났다. 실제로 필자가 진료하는 심한 하지불안증후군 환자 중에는 밤새 잠을 못 자고 심한 다리 증상을 겪으면서 "다리를 잘라내고 싶다", "창밖으로 뛰어내리고 싶다" 등의 자해 및 자살 사고를 호소하는 환자들이 적지 않다. 이로 인하여 심한 우울감을 느끼고 우울감은 자해 및 자살 사고로 이어지는 악순환을 일으킨다.

하지불안증후군은 다리 증상으로 시작하지만 견딜 수 없는 다리 증상으로 인해 심각하고 다양한 이차 증상을 초래하며 결국에는 개인의 삶의 질이 심하게 손상을 받는 질환이다. 하지불안증후군은 대표적인 만성질환인 고혈압 및 당뇨병보다 삶의 질이 더 떨어진다는 연구 보고가 있다. 특히, 증상이 심할수록, 그리고 우울감이 심할수록 삶의 질이 더 낮았다.[6] 다행인 것은 필자의 임상 경

6   Cho YW, Kim DH, Allen RP, Earley CJ. Assessing health-related quality of life in patients with restless legs syndrome in Korea: comparison with other chronic medical diseases. *Sleep Med*. 2012;13(9):1158-1163. doi:10.1016/j.sleep.2012.05.005

험이나 많은 연구 결과에서 적절한 치료를 받으면 수면의 질이 개선되고 우울감이 해소되며 삶의 질도 좋아지는 것을 많이 경험한다.[7] 따라서, 가급적 일찍 진단을 받고 정확한 치료를 받아 건강한 삶을 되찾는 것이 중요하다.

하지불안증후군 환자의 증상 호소 내용

증상: 밤에 증상이 심하다. 앉아 있어도 증상이 심하다. 움직이면 좀 낫다. 심하면 온몸이 떨리고 아프다. 발을 바닥에 디디면 좀 낫다. 처음에는 4~5일 정도 밤을 꼬박 샐 때도 많았다. 자살 시도도 많이 했다. 저녁에 졸리면 다리가 떨리기 시작한다. 낮에도 가만히 오래 있으면 증상이 나타난다. 거실에서 1시간 정도 운동을 한다. 오후 6시만 되면 두렵다. 다리를 절단했으면 하는 생각을 많이 했다. 합병증 증상들이 많이 나타나는 것 같다.

예: 건망증, 여기저기 아파온다. 숨이 차다. 배가 부르면 허리가 아프고, 허리가 아프면 다리도 아픈 것 같다.

---

7   Cho YW, Hong SB, Kim DH, et al. The effect of ropinirole on the quality of life in patients with restless legs syndrome in Korea: an 8-week, multicenter, prospective study. *J Clin Neurol Seoul Korea*. 2013;9(1):51-56. doi:10.3988/jcn.2013.9.1.51.
    Kim M, Song JY, Kim SM, Moon YJ, Koo YS, Jung KY. Effect of Pramipexole on Cognitive Functions in Restless Legs Syndrome. *J Korean Sleep Res Soc*. 2014;11(1):16-20. doi:10.13078/jksrs.14004.
    Jung KY, Kim SM, Song JY, et al. Sternberg working memory performance following treatment with pramipexole in patients with moderate-to-severe restless legs syndrome. *Sleep Med*. 2015;16(6):703-708. doi:10.1016/j.sleep.2014.10.025

70대 중반 여성인 K씨는 30대 때부터 발바닥을 땅에 디디지 않고 떠 있으면 오금이 저리는 것 같고 안절부절못하는 증상이 생겼다. 이런 증상은 오래 앉아 있으면 더 악화되었고 밤에 심해지는 양상이었다. 60대 때부터는 부쩍 심해져서 치료를 받기 시작하였고 처음에는 어느 정도 증상이 완화되었으나 1~2년이 지나자 점차 악화되기 시작했다. 1주일에 3~4일은 한 숨도 못 잘 정도였고 낮에도 증상이 심해 성당에서 미사를 보지 못할 정도로 일상생활이 어려워졌다. 다리 증상으로 우울해지고 살맛이 나지 않았으며, 죽고 싶은 마음이 계속 생겨났다. 남동생과 여동생도 같은 증상으로 고생하고 있었으며, 조카도 심한 하지불안증후군으로 고생하다 안타깝게도 자살을 하였다고 한다.

　만성적인 하지불안증후군 증상으로 심한 불면증, 우울증, 자살 사고가 동반이 되었고, 장기적인 약물 치료로 증강현상(15장 참조)까지 동반된 아주 극심한 상태였던 것이다. 여담이지만, 필자에게 치료를 받으면서 이제 증상이 상당히 많이 완화되어서 밤에 잠도 자고 자살 사고도 사라졌으며 행복감을 느낀다고 고백하였다.

　이처럼 하지불안증후군은 다리에 불편감을 초래하지만 이로 인하여 수면장애는 물론이고 낮 동안의 업무 생산성을 떨어트리고 심한 정서 장애도 초래할 수 있으며, 결국 삶의 질에 심각한 영향을 줄 수 있는 '다리 그 이상'의 만성질환이다.

08
하지불안증후군 환자들이 겪는
수면장애의 양상

수면장애는 하지불안증후군 환자들이 다리 증상 다음으로 많이 고통을 받는, 아니 어쩌면 다리보다 더 심한 고통을 느끼는 증상이다. 다리 증상은 잠을 자려고 누웠을 때 시작되거나 심해지기 때문에 보통 잠들기 어려운 경우가 많다. 그러나 어찌어찌 잠에 들었다 하더라도 자주 깨는 수면 분절이 생기고 이로 인하여 수면효율(누워 있는 시간 대비 실제로 잠을 잔 시간의 백분율)이 감소한다. 결국 총수면시간도 감소하여 만성적인 수면 부족에 시달리는 경우가 많다.

캐나다 연구진이 하지불안증후군 환자 133명의 수면 패턴을 설문 조사한 연구에 따르면, 환자의 94퍼센트가 수면장애를 호소하였다.[1] 수면장애 유형별로 보면, 잠들기 어려운 입면장애가 85퍼센트 정도, 도중에 자는 깨는 유지장애도 85퍼센트 정도로 비슷하게 나타났다.

하지불안증후군 환자와 건강 대조군 사이에 수면다원검사 결과를 자세히 비교한 연구에서도 비슷한 양상의 수면장애를 보였다.[2] 수면다원검사에서 환자군은 대조군에 비해, 잠드는 데까지 걸리는 시간, 즉 수면잠복기가 더 길었고, 수면 도중에 깨는 각성지수가 높았으며, 전체 수면시간이 적었다. 결국, 수면효율이 낮아졌다(〈그림 11〉). 수면잠복기는 다리 증상이 심할수록, 그리고 빈도가 잦을수록 점차 길어지는 양상을 보인다.[3]

그런데, 특이하게도 이렇게 대부분 밤에 잠을 제대로 못 자지

1 Montplaisir J, Boucher S, Poirier G, Lavigne G, Lapierre O, Lespérance P. Clinical, polysomnographic, and genetic characteristics of restless legs syndrome: a study of 133 patients diagnosed with new standard criteria. *Mov Disord*. 1997;12(1):61-65.

2 Hornyak M, Feige B, Voderholzer U, Philipsen A, Riemann D. Polysomnography findings in patients with restless legs syndrome and in healthy controls: a comparative observational study. *Sleep*. 2007;30(7):861-865.

3 Winkelman JW, Redline S, Baldwin CM, Resnick HE, Newman AB, Gottlieb DJ. Polysomnographic and health-related quality of life correlates of restless legs syndrome in the Sleep Heart Health Study. *Sleep*. 2009;32(6):772-778.

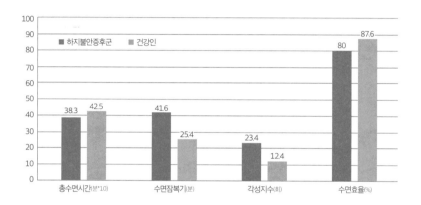

그림 11. 하지불안증후군의 수면다원검사 소견

하지불안증후군 환자는 정상인과 비교했을 때, 잠드는 데 더 오래 걸리고 더 자주 깨며, 수면효율이 낮고 총수면시간이 적다.

출처: Hornyak M, Feige B, Voderholzer U, Philipsen A, Riemann D. Polysomnography findings in patients with restless legs syndrome and in healthy controls: a comparative observational study. *Sleep*. 2007:30:861-865.에서 변형

만 낮에 졸린다고 호소하는 사람은 그리 많지 않다. 캐나다 연구진의 연구 결과를 보면 전체 환자의 약 3분의 1 정도만이 주간졸림증을 호소하였다. 이는 아마도 하지불안증후군 환자들이 일반인에 비해 각성 상태가 높은 과각성 상태에 있기 때문인 것으로 보고 있다.

앞에서 얘기했듯이 하지불안증후군 환자들은 잠자기 전에 다리 불편감으로 잠들기가 어렵기도 하지만, 잠에 들어도 수면이 안정되지 못하고 자주 깨고 분절되곤 한다. 존스홉킨스대학 의과대학 연구팀은 뇌영상 기술을 이용하여 하지불안증후군 환자의 뇌 시상에서 흥분성 신경전달물질인 글루타메이트가 증가해 있음을 밝힌 바 있다.[4]

시상은 외부로부터 들어오는 감각 자극을 처리하고, 의식 상태를 조절하는 중요한 중추이다. 시상에 흥분성 물질이 과도하게 증가하면 감각-운동네트워크의 이상을 초래하고 이로 인하여 외부의 감각 자극이 없어도 있는 것처럼 느껴지는 충동과 이상 감각을 경험하게 된다. 또한, 수면 중에도 과도하게 흥분하게 되니 각

4 Allen RP, Barker PB, Horská A, Earley CJ. Thalamic glutamate/glutamine in restless legs syndrome: Increased and related to disturbed sleep. *Neurology*. 2013;80(22):2028-2034. doi:10.1212/WNL.0b013e318294b3f6

성 문턱이 낮아져서 자주 깨게 되는 현상을 초래한다. 이른바 중추신경계 과각성(hyperarousal) 상태가 되는 것이다.

우리 팀은 하지불안증후군 환자의 수면 중 뇌 상태를 좀 더 자세히 알아보기 위해 수면 상태의 뇌파를 분석하였다. 하지불안증후군 환자들의 수면 뇌파는 정상인에 비해 델타파가 상승해 있었다.[5] 델타파는 수면 항상성의 지표로서, 이것이 증가해 있다는 것은 수면 항상성이 부족하다는 의미로 해석된다. 또한 우리 연구팀은 서파수면의 조절 기전을 확인하기 위해 느린 진동(slow oscillation)과 수면방추(sleep spindles)를 추가적으로 살펴보았다.[6] 이 과정에서 우리 연구팀은 서파수면의 기본 리듬인 1Hz의 느린 진동과 수면 중 외부의 자극을 차단하는 수면방추가 확연히 감소한 것을 확인할 수 있었다(〈그림 12〉).

특히 느린 진동과 수면방추의 동기화가 삐끗하는 현상을 발견하였는데 이로 인하여 서파수면의 안정성이 떨어지면서 각성 빈

5   Choi JW, Jeong MH, Her SJ, et al. Abnormal Sleep Delta Rhythm and Interregional Phase Synchrony in Patients with Restless Legs Syndrome and Their Reversal by Dopamine Agonist Treatment. *J Clin Neurol*. 2017;13(4):340-350. doi:10.3988/jcn.2017.13.4.340

6   Cha KS, Kim TJ, Jun JS, et al. Impaired slow oscillation, sleep spindle, and slow oscillation-spindle coordination in patients with idiopathic restless legs syndrome. *Sleep Med*. 2020;66:139-147. doi:10.1016/j.sleep.2019.09.021

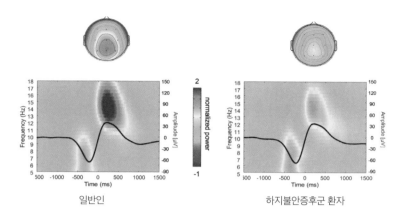

일반인   하지불안증후군 환자

그림 12. 서파수면에서 느린 진동과 수면방추의 이상 소견

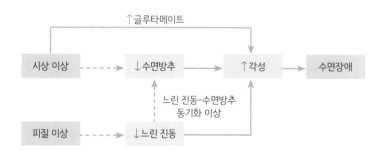

그림 13. 하지불안증후군에서 수면장애를 초래하는 기전

출처: Cha KS, Kim T-J, Jun J-S, Byun J-I, Sunwoo J-S, Shin J-W, Kim KH, Lee SK, Jung K-Y. Impaired slow oscillation, sleep spindle, and slow oscillation-spindle coordination in patients with idiopathic restless legs syndrome. *Sleep Medicine* 2020:66:139-147 에서 변형

도가 증가함을 확인하였다. 따라서 하지불안증후군 환자들은 잠이 들어도 수면 중 잦은 각성이 일어나므로 숙면을 취할 수 없고 아침에 회복감을 느끼지 못할 것임을 예상할 수 있다(《그림 13》). 이 연구 결과는 각종 언론에도 소개되어 주목받은 바가 있다.[7]

---

7 김길원. "'수면장애 유발' 하지불안증후군 발생 메커니즘 규명". 〈연합뉴스〉. Published February 3, 2020. Accessed July 6, 2023. https://www.yna.co.kr/view/AKR20200203045800017

09

하지불안증후군의 원인

∶

하지불안증후군은 어린아이에서 노인까지 어느 연령에서나 생기는 질환이다. 전 세계적으로 성인의 1~10퍼센트 정도가 하지불안증후군을 앓고 있는 것으로 보고되고 있다.[1] 지역별로는 북미 및 유럽 지역이 5~10퍼센트 정도이고, 아시아 지역에서는 1~7.5퍼

1 Broström A, Alimoradi Z, Lind J, Ulander M, Lundin F, Pakpour A. Worldwide estimation of restless legs syndrome: a systematic review and meta-analysis of prevalence in the general adult population. *J Sleep Res*. 2023;n/a(n/a):e13783. doi:10.1111/jsr.13783

센트 정도로 서양보다는 다소 낮다.[2] 국내에서 다수의 유병률 조사가 있었는데, 조사방법에 따라 적게는 성인의 0.4퍼센트, 많게는 7.5퍼센트까지 보고되었다.[3] 따라서 우리나라의 하지불안증후군 유병률은 성인의 약 4퍼센트 정도로 생각하면 되지 않을까 한다. 이 중에서 치료를 요하는 중등도 이상의 하지불안증후군은 약 1퍼센트 정도로 추산하고 있다.[4] 또한 성별로 보면 하지불안증후군은 여성이 남성보다 약 2배 정도 많으며, 나이가 들수록 유병률이 높아지는데 65세 이상 노인에서는 8.3퍼센트로 중장년보다 2배 정도 높게 나타났다.[5]

2 Koo BB. Restless Leg Syndrome Across the Globe: Epidemiology of the Restless Legs Syndrome/Willis-Ekbom Disease. *Sleep Med Clin*. 2015;10(3):189-205. doi:10.1016/j.jsmc.2015.05.004

3 Cho YW, Shin WC, Yun CH, et al. Epidemiology of restless legs syndrome in Korean adults. *Sleep*. 2008;31(2):219-223.
Kim TJ, Yoon JE, Park JA, et al. Prevalence and Characteristics of Restless Legs Syndrome in Korean Adults: A Study in Two Independent Samples of the General Population. *Neuroepidemiology*. 2019;52(3-4):193-204. doi:10.1159/000496839

4 Cho YW, Shin WC, Yun CH, et al. Epidemiology of restless legs syndrome in Korean adults. *Sleep*. 2008;31(2):219-223.

5 Kim KW, Yoon IY, Chung S, et al. Prevalence, comorbidities and risk factors of restless legs syndrome in the Korean elderly population—results from the Korean Longitudinal Study on Health and Aging. *J Sleep Res*. 2010;19(1-Part-I):87-92. doi:10.1111/j.1365-2869.2009.00739.x

그러면 어떤 사람들이 하지불안증후군에 잘 걸릴까? 하지불안증후군이 잘 생기는 위험 요인으로는 가족력, 여성, 임신, 철분부족이다. 그 외에도 고령, 파킨슨병, 정신질환이 있는 경우에도 위험이 높으며, 사회경제적 수준이 낮은 계층에서 유병률이 높은 것으로 보고된다.[6]

가족력은 하지불안증후군의 중요한 위험인자이다. 하지불안증후군 환자의 60퍼센트 정도에서 조부모, 부모, 형제, 사촌 중에 증상이 있는 가족력이 있다고 보고한다. 따라서 하지불안증후군은 유전적 요인이 매우 중요하게 작용한다고 보고 있다. 최근에 하지불안증후군과 관련된 유전자가 다수 발견되고 있어, 이러한 근거를 뒷받침하고 있다. 하지만, 아직 하지불안증후군의 원인이 될 만한 유전자는 발견되지 않아 이에 대한 추가적인 연구가 필요하다.

여성이 남성보다 하지불안증후군이 월등히 높은 이유는 철분과 여성 호르몬의 영향이 중요하게 작용한 것으로 생각한다. 에스트로겐은 도파민과 반대로 작용을 하는 성질이 있어, 월경주기나

6 Yeh P, Walters AS, Tsuang JW. Restless legs syndrome: a comprehensive overview on its epidemiology, risk factors, and treatment. *Sleep Breath*. 2012;16(4):987-1007. doi:10.1007/s11325-011-0606-x

임신 시에 에스트로겐이 높아지면 하지불안증후군이 생기거나 악화될 수 있을 것이다. 그러나 아직까지 에스트로겐의 역할에 대해서 정확히 밝혀진 연구는 없다.[7] 여성은 남성에 비해 월경, 임신 등 생리 과정을 겪으면서 철분의 손실이 더 잘 나타나는 것은 자명하다. 특히 임신 기간 중에 잘 보충하지 않으면 더욱 철분 부족이 생길 수 있고, 이에 따라 임신 중에 처음으로 하지불안증후군 증상을 느끼는 경우가 많다. 임신부의 약 25퍼센트 정도에서 하지불안증후군이 있다고 하니, 비임신 여성이나 남성에 비해 4배 이상 높은 수치이다. 우리 연구팀의 조사에 의하면, 여성의 30퍼센트가 월경 기간 근처에서 다리 증상의 악화를 호소해 여성 호르몬의 영향이 중요함을 알 수 있다.[8]

철분 부족은 하지불안증후군의 주요 병태생리 기전 중 하나이다. 체내에 철분이 부족하면, 뇌의 가용 철분이 부족해지고 이것이 뇌의 기저핵에서 도파민, 아데노신, 글루타메이트 등 신경전달

7 Manconi M, Ulfberg J, Berger K, et al. When gender matters: Restless legs syndrome. Report of the "RLS and woman" workshop endorsed by the European RLS Study Group. *Sleep Med Rev*. 2012;16(4):297-307. doi:10.1016/j.smrv.2011.08.006

8 Hwang S, Shin YW, Jung KY. Symptom Aggravation in Restless Legs Syndrome during Menstrual Cycle. *J Sleep Med*. 2019;16(2):109-112. doi:10.13078/jsm.190048

물질의 기능에 문제를 일으킬 수 있다. 심한 빈혈 환자 중 하지불안증후군의 유병률은 25~43퍼센트 정도로 일반인의 5~10퍼센트 정도에 비해 3~4배 정도 높다. 임신, 빈혈 외에도 철분이 부족해지는 상황인 만성 신부전증에서도 하지불안증후군의 유병률이 30퍼센트 정도로 일반인보다 훨씬 더 높은 것을 알 수 있다.

철분 치료는 하지불안증후군의 중요한 치료법 중 하나로, 특히 철분이 심하게 감소된 경우 효과가 매우 좋은 점도 철분 부족이 하지불안증후군의 위험 요인임을 알 수 있게 하는 근거이다.[9] 그러나 심한 빈혈이라도 하지불안증후군이 없는 환자들도 다수 있어 유전적 소인이 있는 사람에게서 증상이 나타나는 것이 아닌가 한다. 따라서 하지불안증후군은 유전적 소인과 함께 환경적 요인이 상호작용 하여 질병이 발현되는 것으로 이해한다(〈그림 16〉).

하지불안증후군의 원인은 복합적이다. 학계에서는 뇌의 철분 부족과 이로 인한 도파민, 아데노신, 그리고 글루타메이트 같은 중요한 신경전달물질의 불균형 내지는 기능 장애를 주된 원인

9   Khan FH, Ahlberg CD, Chow CA, Shah DR, Koo BB. Iron, dopamine, genetics, and hormones in the pathophysiology of restless legs syndrome. *J Neurol*. 2017:264(8):1634-1641. doi:10.1007/s00415-017-8431-1

으로 생각하고 있다. 이와 함께 유전적인 원인도 매우 중요한 작용을 하는 것으로 보고 많은 유전자 탐색 연구를 활발히 진행하고 있다.

철분 부족은 하지불안증후군에서 핵심 병태생리이다. 하지불안증후군에서 중요한 철분은 혈액에서 산소를 운반하는 헤모글로빈 철분이 아니라 조직에 저장하고 뇌에서 사용하는 페리틴(ferritin)이라는 철분이다. 실험쥐에서 철분 부족 다이어트를 시켜 체내 철분 부족 상태를 유발하면, 뇌의 페리틴이 부족해지면서 가만히 있지 못하고 수면장애도 발생해 사람의 하지불안증후군과 매우 유사한 행동을 보인다.[10]

앞에서 이야기했던 것처럼, 체내에 철분이 부족한 상태인 임신, 빈혈, 만성신부전에서 하지불안증후군이 잘 생기는 점, 그리고 철분을 보충해주면 하지불안증후군이 개선되는 점이 철분의 역할을 시사하는 소견이다. 하지불안증후군 동물 모델이나 사람에서 뇌의 철분 농도는 감소되어 있다. 뇌척수액에서 철분 농도 감소, 뇌 MRI에서 뇌 흑질(substantia nigra)의 철분 함량이 감소된 것

10 Unger EL, Earley CJ, Thomsen LL, Jones BC, Allen RP. Effects of IV iron isomaltoside-1000 treatment on regional brain iron status in an iron-deficient animal. *Neuroscience*. 2013;246:179-185. doi:10.1016/j.neuroscience.2013.04.049

이 증명되었다.[11] 또한 철분이 뇌 세포에서 사용되기 위해서는 혈액뇌장벽을 통과해야 하는데, 하지불안증후군에서는 철분을 뇌 안으로 들여보내는 메커니즘에 문제가 있는 것으로 나타났다. 이 것은 혈액 내에 철분이 높더라도 뇌로는 잘 들어가지 못해 뇌 안에서는 상대적으로 철분 부족 사태가 생길 수 있다는 의미이다.[12]

도파민 장애도 하지불안증후군의 중요한 요인으로 꼽힌다. 도파민 작용제는 다리 증상을 확실히 개선시키는 반면 항도파민 제제를 사용하면 하지불안증후군 증상이 악화된다. 이런 이유로 한때 하지불안증후군은 도파민 부족에 의해서 발생한다고 알려지기도 하였다. 하지만 최근의 연구 결과는 이와 반대로 뇌 안의 도파민 생성은 증가하고 따라서 농도가 오히려 높다는 것이 지속적으로 보고되었다. 어떻게 된 일일까? 도파민이 높은데 도파민제 치료를 하면 좋아진다는 연구 결과는 어떻게 해석해야 할까? 과학자들은 하지불안증후군 증상의 일주기 변동성에 주목을 하였다. 잘 알려진 것처럼 하지불안증후군은 밤에 악화되고 낮에는(특히 아

11 Allen RP, Barker PB, Wehrl F, Song HK, Earley CJ. MRI measurement of brain iron in patients with restless legs syndrome. *Neurology*. 2001;56(2):263-265.

12 Connor JR, Patton S, Oexle K, Allen R. Iron and restless legs syndrome: Treatment, genetics and pathophysiology. *Sleep Med*. 2017;31:61-70. doi:10.1016/j.sleep.2016.07.028

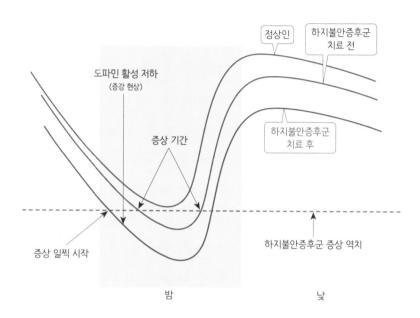

그림 14. 하지불안증후군에서 도파민 농도의 일주기 변동성

정상인에 비해 하지불안증후군 환자의 도파민 농도는 변동성이 커서 낮에는 정상인보다 오히려 높고 밤에는 정상인보다 낮아 문턱 아래로 떨어지면서 다리 증상을 일으키는 것으로 보인다.

출처: Allen RP. Restless Leg Syndrome/Willis-Ekbom Disease Pathophysiology. *Sleep Medicine Clinics*. 2015:10(3):207-214.에서 변형

침에는) 증상이 거의 없다. 그래서 도파민의 농도 변화를 보니, 하지불안증후군 환자들은 일반인에 비해 대체로 도파민 농도가 높지만 그 일주기 변동성이 너무 커서 밤에는 오히려 문턱 아래로 내려가 증상을 초래한다는 것을 밝힌 것이다《그림 14》.[13]

최근에는 아데노신의 역할에 주목하는 연구 결과가 발표되고 있다.[14] 아데노신은 도파민과 흥분성 신경전달 물질인 글루타메이트를 억제하고, 각성을 억제하여 졸음을 유발하는 대표적인 수면 유도 물질이다. 그런데 뇌에 철분이 부족한 상태가 되면 아데노신의 기능이 감소하고, 그러면 연쇄적으로 도파민 및 글루타메이트의 기능이 증가하는 상태가 된다. 앞서 설명했 듯 도파민 증가와 흥분성 물질인 글루타메이트 증가는 뇌의 흥분성을 증가시켜서 수면을 방해한다. 만일, 아데노신 가설이 맞다면 앞으로 다양하고

13 Earley CJ, Connor J, Garcia-Borreguero D, et al. Altered Brain iron homeostasis and dopaminergic function in Restless Legs Syndrome (Willis-Ekbom Disease). *Sleep Med*. 2014;15(11):1288-1301. doi:10.1016/j.sleep.2014.05.009

14 Ferré S, Quiroz C, Guitart X, et al. Pivotal Role of Adenosine Neurotransmission in Restless Legs Syndrome. *Front Neurosci*. 2018;11:722. doi:10.3389/fnins.2017.00722

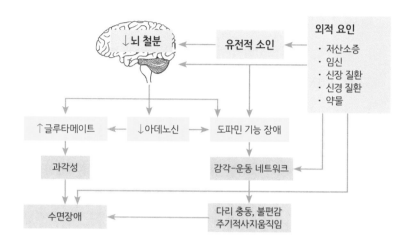

그림 15. 하지불안증후군의 발병 기전

유전적 소인과 뇌 철분 부족이 핵심이다. 이로 인해 아데노신, 도파민 및 글루타메이트의 기능 이상으로 하지불안증후군 증상이 발현된다.

출처: Manconi M, Garcia-Borreguero D, Schormair B, et al. Restless legs syndrome. *Nat Rev Dis Primers*. Nature Publishing Group: 2021;7:1-18에서 변형.

효과적인 치료제가 개발될 가능성이 있다는 점에서 고무적이다.[15]

　유전적 원인도 하지불안증후군의 발병에 중요한 기여를 한다. 우선 가족력을 조사해보면 환자의 최대 60퍼센트 정도에서 부모나 형제 중에 하지불안증후군이 있다고 보고한다. 쌍둥이 연구에서는 이란성 쌍생아의 일치율이 19퍼센트인 데 반해, 일란성인 경우에는 54퍼센트로 훨씬 높게 나타나서 역시 유전적 소인이 강함을 시사한다.[16] 북미 및 유럽에서 대규모 유전자 조사를 통해 지금까지 22개의 유전자 위치가 발견이 되었다.[17] 가장 대표적인 것이 MEIS1이다. 이 유전자는 신경 조직의 발달과 철분 대사에 관여하는 것으로 알려져 역시 철분이 하지불안증후군의 발병에 중요한 역할을 한다는 것을 시사한다. 그러나 아직까지 하지불안증후군의 원인 유전자라고 할 만한 유전자는 발견되지 않고 있다. 아마도 다양한 유전자가 관여하는 것으로 여겨지며, 이와 함께 환경

15　Ferré S, García-Borreguero D, Allen RP, Earley CJ. New Insights into the Neurobiology of Restless Legs Syndrome. *The Neuroscientist*. 2019;25(2):113-125. doi:10.1177/1073858418791763

16　Winkelmann J, Schormair B, Xiong L, Dion PA, Rye DB, Rouleau GA. Genetics of restless legs syndrome. *Sleep Med*. 2017;31:18-22. doi:10.1016/j.sleep.2016.10.012

17　Allen RP, Barker PB, Wehrl F, Song HK, Earley CJ. MRI measurement of brain iron in patients with restless legs syndrome. *Neurology*. 2001;56(2):263-265.

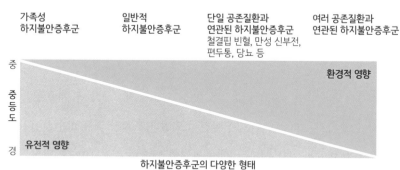

그림 16. 유전과 환경적 요인의 상호작용에 의한 하지불안증후군의 다양한 발현 형태

가족성은 유전적 영향이 매우 큰 경우이고, 공존질환과 연관되어 나타나는 하지불안증후군은 유전적 배경 위에 환경적 요인이 작용하여 발현되는 경우로 볼 수 있다.

출처: Trenkwalder C, Allen R, Högl B, Paulus W, Winkelmann J. Restless legs syndrome associated with major diseases. *Neurology* . 2016;86:1336-1343.에서 변형

적인 요인이 작용해 질병이 발생하는 것으로 보인다《그림 16》. 몇몇 질환에서 일반인에 비해 하지불안증후군 발생이 높게 나타난다. 철결핍 빈혈, 만성 신부전증 외에도 편두통, 당뇨, 치료받은 파킨슨병에서 하지불안증후군이 일반인에 비해서 높게 발생하는 것이다. 그 외에는 고혈압, 심장 질환, 다발성경화증 등 공존질환이 많을수록 하지불안증후군이 잘 나타나는 것으로 알려져, 하지불안증후군은 유전적 배경 위에 다양한 환경적 요인이 자극을 하여 발병을 초래하는 것이 아닌가 하는 가설이 제시되었다.

정리하면, 하지불안증후군은 증상은 주로 다리에 나타나지만, 그 원인은 뇌 안에 있다. 뇌의 철분 부족과 이로 인한 아데노신, 도파민, 글루타메이트 등의 이상으로 인해 중추신경계 감각-운동 신경 네트워크에 문제가 생기는 뇌 질환이다. 외부에서 아무런 자극이 들어오지 않는 상황에서 뇌의 감각과 운동 조절 센터의 조절 장애 혹은 과민 반응으로 다리에 자꾸 불편하고 움직이고 싶은 충동을 초래하는 것이 핵심이다. 뇌의 착각으로 인해 발생하는 운동-감각병으로 이해하면 쉬울 것이다. 따라서 치료는 뇌의 철분 및 여러 신경전달 물질의 불균형을 해소하는 데 중점을 두어야 한다. 다리를 마사지하거나 자극시켜주는 방법은 일시적으로 증상이 감소되기는 하지만 근본적인 해결책이 될 수 없다.

10

하지불안증후군은
중추신경계 감각-운동 통합 장애

하지불안증후군은 주로 다리에 증상이 나타나므로 혹시 다리의 신경이나 혈관에 문제가 생긴 건 아닐까 생각하는 분들이 적지 않다. 하지불안증후군 환자들을 자세히 검진해보면, 다리의 근력이나 감각은 모두 정상이다. 망치로 무릎을 쳐서 다리의 움직임을 보는 무릎반사도 이상이 없다. 다리에 부종이나 피부 색깔의 변화 등도 관찰되지 않는다. 다리 쪽으로 가는 말초신경검사를 하면 이상이 전혀 나타나지 않는다. 또한 동맥이나 정맥혈관 검사를 해도 혈류 순환에는 아무 문제가 발견되지 않는다. 한마디로 다리에는 아무런 이상이 없는 것이다. 그럼에도 불구하고 다리가 불편하고 다리를 자꾸 움직이고 싶은 충동이 일어난다. 이로 인하여 가만히 앉아 있거나 눕지를 못한다. 도대체 어디에 문제가 있는 것일까?

하지불안증후군의 문제는 말초신경이나 말초혈관이 아니라 중추신경계에 있다는 것이 다양한 연구 결과에서 일관되게 증명되었다. 하지불안증후군의 일차치료제인 도파민 작용제는 혈관뇌장벽을 통과하여 효과를 나타낸다. 혈관뇌장벽을 통과하지 않는 도파민 작용제는 하지불안증후군의 증상 조절에 영향을 미치지 않는다. 이러한 사실은 하지불안증후군의 문제가 중추신경계에 존재한다는 강력한 근거가 된다.[1]

또한 하지불안증후군 환자의 뇌 안에 철분이 부족하다는 것은 동물 실험 및 사람의 부검 연구에서 확인이 되었으며,[2] 뇌 MRI에서 적핵, 꼬리핵, 조가비핵, 시상베개 등의 영역에서 철분 부족이

1 Jung KY. What Is the Origin of Restless Legs Syndrome: Central or Peripheral Nervous systemClinical, Neuroimaging and Neurophysiologic Evidences of Restless Legs Syndrome as a Disorder of Central Nervous System. *Ann Clin Neurophysiol*. 2008;10(2):98-100.

2 Connor JR, Ponnuru P, Wang XS, Patton SM, Allen RP, Earley CJ. Profile of altered brain iron acquisition in restless legs syndrome. *Brain*. 2011;134(Pt 4):959-968. doi:10.1093/brain/awr012

확인되었다.[3]

　다양한 구조적 및 기능적 뇌영상 연구들도 뇌 안의 이상을 시사한다. MRI 피질의 정량분석 연구에서 감각 및 운동 영역, 시상 등에서 피질 두께의 이상이 보고되었다.[4] 또한 핵자기공명분광법에서 시상에 흥분성 신경전달물질인 글루타메이트의 농도가 증가되어 있음이 확인되었다.[5] 그뿐만 아니라 다리 증상을 느낄 때 촬영한 기능적 MRI 영상에서 소뇌와 시상 부위가 활성화되고, 주기적사지움직임이 동반되었을 때에는 뇌간과 중뇌 부위가 추가로 활성화된다는 것을 보여주는 연구 결과가 있다.[6] 이후 여러 뇌영상 연구에서 시상, 기저핵, 소뇌 및 감각-운동피질에 이상 소견이

3　Kim TJ, Kim MH, Kim JH, et al. Change of iron content in brain regions after intravenous iron therapy in restless legs syndrome: quantitative susceptibility mapping study. *Sleep*. 2023;46(8):zsad154. doi:10.1093/sleep/zsad154

4　Rizzo G, Li X, Galantucci S, Filippi M, Cho YW. Brain imaging and networks in restless legs syndrome. *Sleep Med*. 2017;31:39-48. doi:10.1016/j.sleep.2016.07.018

5　Allen RP, Barker PB, Horská A, Earley CJ. Thalamic glutamate/glutamine in restless legs syndrome: Increased and related to disturbed sleep. *Neurology*. 2013;80(22):2028-2034. doi:10.1212/WNL.0b013e318294b3f6

6　Bucher SF, Seelos KC, Oertel WH, Reiser M, Trenkwalder C. Cerebral generators involved in the pathogenesis of the restless legs syndrome. *Ann Neurol*. 1997;41(5):639-645. doi:10.1002/ana.410410513

있음이 반복적으로 보고되고 있으며, 이 영역들과 연결되는 다양한 뇌 부위와 연결 섬유에 이상이 있음이 밝혀졌다.[7]

신경생리학적 연구에서도 뇌 영상 연구와 일치하는 중추신경계의 이상을 시사하는 다양한 결과들이 있다. 하지불안증후군 환자의 대뇌 운동피질은 건강한 사람에 비해서 흥분성이 증가되어 있다. 건강한 사람에게 강한 자기장으로 운동피질을 빠르게 연속적으로 자극하면 신경세포의 반응은 첫 번째 자극에 비해 두 번째 자극을 억제하는 경향을 보인다. 그런데 하지불안증후군에서는 두 번째 자극에 대하여 적절한 억제가 일어나지 않는다. 또한, 말초에서 감각신경을 자극한 직후에 운동피질을 자극하였을 때도 건강한 사람에 비해 억제가 덜 되는 반응을 보인다. 이것은 하지불안증후군에서 대뇌의 운동피질 억제가 잘 되지 않고, 또한 감각-운동 정보를 통합 조절하는 데 문제가 있음을 시사하는 소견이다.[8] 종합하면, 하지불안증후군은 다리의 근육이나 신경의 문제가 아니라 뇌와 척수를 포함한 중추신경계의 감각-운동 통합 네

7 Rizzo G, Li X, Galantucci S, Filippi M, Cho YW. Brain imaging and networks in restless legs syndrome. *Sleep Med*. 2017;31:39-48. doi:10.1016/j.sleep.2016.07.018

8 Lin Y, Wang Y, Zhan S, et al. Impaired Sensorimotor Integration in Restless Legs Syndrome. *Front Neurol*. 2018;9. doi:10.3389/fneur.2018.00568

트워크의 장애인 것이다.

감각-운동의 통합은 대뇌 피질의 운동 영역과 기저핵, 그리고 시상으로 구성되는 특수한 회로에 의해 조절된다. 이를 피질-기저핵-시상-피질 회로라고 부른다. 기저핵은 주로 운동 조절에 관여하며 하지불안증후군의 운동 증상(움직이고 싶은 충동, 주기적사지움직임)과 연관이 있다.[9] 시상은 감각 및 의식 조절에 관여하는데 시상의 이상은 하지불안증후군의 감각 증상(다리의 불편한 증상) 및 수면장애(불면증, 자주 깸)와 연관이 있을 가능성이 있다(〈그림 17〉).

---

9   Lai YY, Hsieh KC, Chew KT, Nguyen D, Siegel JM. Striatal mechanism of the restless legs syndrome. *Sleep*. 2022;45(7):zsac110. doi:10.1093/sleep/zsac110

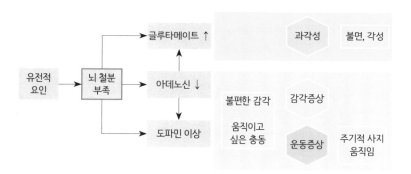

그림 17. 하지불안증후군에서 감각-운동 통합 네트워크 이상

출처: Chenini S, Barateau L, Dauvilliers Y. Restless legs syndrome: From clinic to personalized medicine. *Revue Neurologique*. 2023;179(7):703-714에서 변형.

11

하지불안증후군의 진단

.

하지불안증후군은 아직까지 혈액이나 영상 등 검사로 확진을 할 수 있는 방법이 없다. 따라서 진단을 내리려면 오로지 의사가 환자의 증상 양상을 잘 파악하여 임상 진단기준에 맞는지 확인해야 한다. 국제하지불안증후군연구회에서 만든 진단 기준은 4가지 특

---

1 Allen RP, Picchietti DL, Garcia-Borreguero D, et al. Restless legs syndrome/ Willis-Ekbom disease diagnostic criteria: updated International Restless Legs Syndrome Study Group (IRLSSG) consensus criteriahistory, rationale, description, and significance. *Sleep Med*. 2014;15(8):860-873. doi:10.1016/ j.sleep.2014.03.025

표 2. 하지불안증후군을 진단하는 국제기준

하지불안증후군 국제진단기준

· 첫째, 다리를 움직이고 싶은 충동을 느낀다. 그러면서 다리에 뭔가 설명하기 힘든 불편감이나 불쾌감이 동반이 된다.

· 둘째, 다리를 움직이고 싶은 충동과 불편감은 가만히 있을 때 생긴다.

· 셋째, 다리를 움직여주면 충동과 불편감은 어느 정도 가라앉는다.

· 넷째, 다리를 움직이고 싶은 충동과 불편감은 밤에 악화된다.

· 다섯째, 하지불안증후군의 유사 질환이 배제되어야 한다.

징적인 임상 증상을 모두 보일 때만 가능하다. 이와 함께 비슷한 증상을 보이는 다른 질환들을 배제하여야 최종 진단이 가능하다 (《표 2》).[1]

몇몇 질환에서 하지불안증후군과 아주 유사한 증상이 있어 환자는 물론이고 의사들도 종종 하지불안증후군으로 오인하는 경우가 있다. 대표적인 질환으로 척추질환(추간판탈출, 척수협착증 등), 말초신경병증, 하지정맥류, 야간다리근경련 등이 있다. 그 외에도 습관적으로 다리를 떨거나 다리 자세를 자주 바꾸는 경우도 하지불안증후군과 헷갈릴 수 있어서 잘 살펴봐야 한다(《그림 18》).

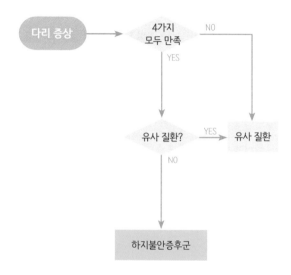

그림 18. 하지불안증후군의 진단 과정

하지불안증후군의 4가지 진단 기준과 상당히 유사한 증상을 가지고 있으나, 가장 중요한 다리 충동이 없는 다음 경우를 살펴 보자.

　　부산에 사는 62세 남성 C씨는 4년 전부터 허벅지 아래로 콕 콕 찌르는 듯하면서 간지러운 느낌으로 불편을 겪고 있다. 낮에 활동할 때는 잘 모르겠는데, 주로 저녁부터 증상이 나타나고 오후 10시경 자려고 누우면 증상이 심해져서 잠들기가 어려울 때가 많 다. 다리를 주무르거나 두드려주면 좀 시원하고 30분 정도 그렇게 주무르면 어느 정도 증상이 잦아들어 잠을 잘 수 있다. 환자는 다 리의 불쾌감 혹은 불편감은 가려워서 주무르는 것이지 움직이고 싶은 충동은 전혀 없다고 했다. 진료실에서 필자가 여러 차례 다 양하게 질문을 해도 움직이고 싶은 다리 충동이 뭔지 이해하지 못 했다. 즉, 다리 충동은 없는 것이었다.

　　이 환자는 당뇨를 20년 정도 앓고 있었는데, 다리 충동이 전혀 없으므로 하지불안증후군이 아니라 당뇨병 때문에 생긴 말초신 경병증으로 다리 불편감 증상이 발생했을 가능성이 높음을 염두 에 두고 말초신경계 검사를 하였다. 검사에서 말초신경병증 소견 이 나와 이에 대한 약물 치료를 하여 증상을 조절하였다. 이렇듯, 다리 불편감만 있고 다리 충동이 없는 경우에는 하지불안증후군 이 아닐 가능성을 염두에 두고 다른 원인을 찾아봐야 한다. 다리 충동은 하지불안증후군에서 반드시 있어야 하는 핵심 증상이므로 다리 충동의 특징을 잘 이해하고 증상의 유무를 철저히 확인해야 정확한 진단이 가능하다.

신경학적 진찰은 하지불안증후군 진단에서 매우 중요하다. 하지불안증후군은 다리가 저리거나 아프거나 시리거나 화끈거리는 등 다양한 신경 증상을 호소하므로 이에 대한 신경 진찰을 반드시 해야 한다. **하지불안증후군의 증상은 주로 다리에 있지만 원인은 뇌에 있다.** 따라서 말초신경에 이상이 없기 때문에 신경학적 진찰에서 정상 소견을 보여야 한다. 근력이나 감각, 그리고 심부건반사(망치로 무릎을 치는 검사)가 모두 정상이어야 한다. 만일에 이런 진찰에서 이상 소견이 나오면 말초신경병증 등 하지불안증후군 유사 질환일 가능성이 있는 것이다.

수면다원검사는 뇌파, 안전도, 근전도, 호흡, 심전도 센서 등을 부착하고 잠을 자면서 수면의 생리적 변화와 행동을 관찰하는 검사법으로, 수면 상태를 가장 정밀하게 볼 수 있는 방법이다. 하지불안증후군의 진단은 앞서 언급한 대로 임상 증상으로만 진단하므로, 수면다원검사는 하지불안증후군 진단에 일차적으로는 필요하지 않다. 그런데 하지불안증후군의 상당수에서 주기적사지움직임이나 수면무호흡이 동반하는데 이와 같이 동반되는 수면장애를 파악하는 데는 수면다원검사가 필요하다. 또한, 수면다원검사는 하지불안증후군에서 수면의 질을 확인하는 데도 도움이 되고, 검사 전 운동억제검사를 시행하여 증상의 중등도를 평가하는 데 도움을 줄 수 있다.

하지불안증후군은 밤에 가만히 앉아 있으면 다리 충동을 느끼면서 다리를 가만히 두지를 못한다. 이런 특징을 파악하기 위해 보통 수면다원검사 직전에 '운동억제검사(suggested immobilization test, SIT)'를 하기도 한다. 운동억제검사는 1시간 동안 침대에서 다리를 뻗고 누워 움직이지 말고 가만히 있으라고 한 다음 다리의 움직임을 관찰하는 검사이다. 이 검사를 하면 많은 하지불안증후군 환자들이 깨어 있음에도 불구하고 다리를 주기적으로 움찔거리는 주기적사지움직임이 나타난다. 증상이 심할수록 주기적사지움직임이 많이 나타난다. 하지만 운동억제검사는 환자들이 너무나 힘들어하고, 심지어 어떤 환자는 고통을 넘어 트라우마까지 생길 정도로 힘든 검사법이고 진단적 이득이 별로 없어, 필자는 꼭 필요한 경우가 아니면 시행하지 않는다.

혈액 내 철분을 검사하는 것은 철분의 상태를 파악하고 철분 치료 여부를 결정하는 데 필요하다. 또한, 혈당, 갑상선 호르몬 등 하지불안증후군과 유사한 질환을 배제하거나 하지불안증후군을 악화할 수 있는 요인을 파악하는 데 필요하다. 신경전도 및 근전도 검사는 하지불안증후군과 유사한 증상을 보이는 말초신경 질환, 척추 질환 등이 있는지 알아보는 데 도움을 줄 수 있다.

존스홉킨스 의과대학의 알렌 박사 연구팀은 하지불안증후군 환자의 뇌 MRI 사진에서 철분 함량이 감소된 것을 증명하였다.[2] 따라서, 철분 민감 뇌 MRI 영상법은 하지불안증후군에서 뇌의 철분 상태를 보는 데 도움을 줄 수 있는 이론적 배경이 된다. 그렇지만 아직 임상에서 유용할 정도의 수준은 아니어서 일차적으로 활용하지는 않고 있다.

하지불안증후군의 필수 진단 기준에는 포함되지 않지만, 진단에 도움이 되는 보조적인 임상 지표가 몇 가지 있다.

첫째, 하지불안증후군의 가족력은 절대적이지는 않지만 진단에 도움이 될 수 있다. 하지불안증후군 환자의 약 60퍼센트 정도에서 가족력이 나타나고 있다. 가족력은 부모, 형제, 자녀를 포함하여, 조부모, 삼촌, 사촌 정도까지 범위를 넓혀 물어보는 것이 좋다. 다만, 직접적인 진단을 받은 것이 아니라 본인과 비슷한 증상이더라 하는 정도밖에 파악할 수 없어 신뢰성에 한계가 있다.

둘째, 주기적사지움직임이 있는 경우 좀 더 하지불안증후군을 시사하는 소견이다. 주기적사지움직임은 하지불안증후군 환자의

2   Allen RP, Barker PB, Wehrl F, Song HK, Earley CJ. MRI measurement of brain iron in patients with restless legs syndrome. *Neurology*. 2001;56(2):263-265.

60~80퍼센트 정도에서 동반된다. 다만, 주기적사지움직임은 하지불안증후군뿐 아니라 수면무호흡증, 기면병, 렘수면행동장애, 심지어 정상인에게도 나타날 수 있음을 고려해야 한다.

　마지막으로 도파민 작용제에 대한 치료 효과이다. 도파민 작용제는 하지불안증후군의 증상을 아주 효과적으로 감소시키므로 만일 도파민 작용제에 반응이 없다면 하지불안증후군 진단을 배제하거나, 혹은 반응이 매우 좋다면 진단을 내릴 수 있는 보조 지표로 사용할 수 있다. 다만, 하지불안증후군 유사 질환인데, 도파민 작용제에 대한 위약 반응으로 증상이 일시적으로 경감될 수 있으므로 이런 점을 염두에 두어야 한다. 즉, 가족력, 주기적사지움직임, 그리고 도파민 작용제에 대한 반응은 하지불안증후군의 필수 진단 기준은 아니지만 보조적인 진단 지표로 활용할 수 있다. 여기서 필수가 아닌 보조라는 점이 중요한데, 위 3가지 지표들이 있다고 반드시 하지불안증후군 진단을 의미하는 것은 아님을 알아야 한다.

12

하지불안증후군 유사 질환들

하지불안증후군은 두통, 파킨슨병 등과 같이 혈액이나 유전자 혹은 영상 검사에서 진단을 내릴 수 있는 특별한 진단 표지자(바이오마커)가 아직까지 발견된 것이 없어 편리하게 진단을 내릴 수 있는 질환이 아니다. 따라서 국제진단기준에 의거하여 전문가의 판단

---

1 Allen RP, Picchietti DL, Garcia-Borreguero D, et al. Restless legs syndrome/ Willis-Ekbom disease diagnostic criteria: updated International Restless Legs Syndrome Study Group (IRLSSG) consensus criteriahistory, rationale, description, and significance. *Sleep Med*. 2014;15(8):860-873. doi:10.1016/ j.sleep.2014.03.025

으로 진단을 내린다. 그런데, 하지불안증후군과 유사한 질환들이 많기 때문에 유사 질환이 아닌지 구분하는 것이 진단 과정에서 매우 중요하다. 국제진단기준에도 유사 질환을 배제한 후에야 하지불안증후군을 진단할 수 있다고 명시하고 있다.[1]

대표적인 유사 질환으로 성인에서는 척추질환, 말초신경질환, 하지정맥류, 야간다리근경련 등이 있고, 소아에서는 성장통과 주의력결핍과잉행동장애(ADHD)를 들 수 있다《그림 19》. 그 외에도 습관적으로 다리를 떠는 증상이나 한 자세로 가만히 있지 못하고 습관적으로 자세를 바꾸는 것도 간혹 하지불안증후군으로 오해받는 경우가 있다.

유사 질환을 배제하기 위해서는 신경과적 진찰 그리고 필요시 신경전도검사, 척추 MRI 영상검사 등을 시행해 가능성을 확인해야 한다. 또한, 해당 질환의 전문가와 긴밀한 협진을 통하여 정확한 진단을 내리는 것이 필요하다.

하지불안증후군인데 유사 질환으로 진단받고 치료 시기가 늦어진 사례가 적지 않다. 한 60대 여성환자 L씨는 어둡고 심각한 얼굴로 진료실을 찾았다. 병력을 들어보니, 40대 때부터 저녁에 눕기만 하면 종아리 부위가 쑤시면서 어쩔 줄 몰랐다고 한다. 다리를 가만두지 못하니까 계속 움직여줘야만 했고, 움직이면 증상이 잠시 사라지지만 이내 다시 다리가 쑤시기 시작하였다. 이런

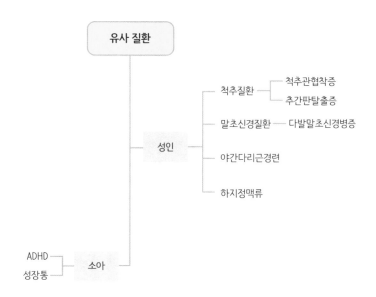

그림 19. 하지불안증후군과 유사한 증상을 보이는 질환들

증상으로 환자는 밤마다 잠을 거의 자지 못하고 서성거리며 돌아다녔다고 한다. 환자는 정확한 진단과 치료를 위해 여러 병원을 다녔다. 처음에는 요추 문제인 줄 알고 척추 시술을 몇 차례 받았으나 효과가 없었고, 최근에는 다른 병원에서 하지정맥류 시술도 받았으나 역시 다리 증상에는 아무런 효과가 없었다. 환자는 다리 증상과 이로 인한 불면증으로 다리를 잘라버리고 싶은 마음과 함께 심한 우울감, 좌절감으로 고통의 나날을 보내고 있었다. 필자의 수면클리닉을 방문해 하지불안증후군으로 진단받고 적절한 약물 치료를 통해 다리 증상이 상당히 호전되고 불면증과 우울감도 많이 해소되어 비교적 잘 지내고 있다.

하지정맥류는 하지불안증후군과 가장 흔하게 혼동되는 질환이다. 먼저 명칭에서 '하지'가 공통으로 들어가서 일견 매우 유사한 질환처럼 느껴진다. 또한, 두 질환 모두 중년 이후 여성에서 많이 발생하고, 다리에 불쾌하거나 불편한 증상이 생긴다는 점이 공통점이다. 하지정맥류 환자들은 다리에 정맥이 보이기 전부터 다리가 무겁고, 아프고, 욱신거리고, 가만 있지 못하겠다는 등의 증상을 호소하는데 이는 하지불안증후군의 증상과 매우 유사하다.[2]

---

2   Raetz J, Wilson M, Collins K. Varicose Veins: Diagnosis and Treatment. *Am Fam Physician*. 2019;99(11):682-688.

이제 두 질환의 차이점을 알아보자(〈표 3〉). 먼저 하지정맥류의 발병 원인은 하지불안증후군과는 완전히 다르다. 하지정맥류는 다리 쪽의 정맥 안에 들어 있는 밸브가 약해져서, 정맥의 혈액이 위로 올라가지 못하고 고이면서 하지의 표재 정맥이 비정상적으로 확장되는 질환이다. 혈류가 고이는 정도에 따라, 가느다란 정맥이 확장되어 피부에 보이기도 하고, 심할 경우 좀 더 큰 정맥이 부풀어 올라 피부 표면에 돌출되어 보이고 만져지기도 한다. 아주 심하고 오래 지속되면 피부의 변색과 궤양이 발생할 수도 있다.

하지불안증후군은 피부에 변색이나 혈관 확장 등의 변화가 전혀 나타나지 않는다. 하지정맥류는 오래 서 있어서 다리에 피가 고이는 상황이면 증상이 심해지고 눕거나 다리를 올려주면 증상이 호전이 된다. 그러나 하지불안증후군은 가만히 누워 있으면 증상이 생기거나 오히려 악화되기 때문에 바로 이것이 큰 차이점이라 할 수 있다. 하지불안증후군은 주로 종아리와 허벅지에 불편감을 느끼고 발쪽은 상대적으로 적게 나타난다. 그러나 하지정맥류는 서 있으면 피가 많이 쏠리는 발과 종아리에 주로 증상이 나타나는 점도 차이점이 될 수 있겠다.

이와는 반대로 하지불안증후군인줄 알고 진단하였으나 하지불안증후군이 아닌 사례도 드물지 않다. 사지말단의 이상감각(통증, 저림, 무딘감 등)을 초래하는 말초신경병증이 흔하게 하지불안증

표 3. 하지불안증후군과 하지정맥류의 차이점

	하지불안증후군	하지정맥류
원인	뇌의 감각-운동 장애	다리의 정맥 혈류 장애
발생 부위	하지: 허벅지, 종아리 >> 발 심하면 몸통, 팔까지 나타남	하지: 발, 종아리 >> 허벅지 심해져도 몸통, 팔에는 잘 나타나지 않음
누워 있을 때	증상 악화	증상 완화
다리 피부	이상 없음	피부변색, 부종, 정맥 확장 소견

후군과 혼동하기 쉬운 질환이다. 이런 사례는 앞 장에서 이미 설명한 바 있다. 야간다리근경련도 하지불안증후군과 흔히 혼동되는 질환이다. 다리의 근경련은 준비운동이 없는 상태에서 갑자기 과도한 운동을 할 때 잘 나타나고 누구나 한 번쯤은 경험을 할 정도로 흔하고 특별한 치료가 필요 없다. 하지만 밤에 잘 때 상습적으로 나타나는 야간다리근경련은 수면을 방해하는 경우가 많다. 야간다리근경련은 나이가 들수록 자주 나타나고 남성보다는 여성에 많다. 밤에 자다가 갑자기 한쪽 다리의 근육이 경직되면서 심한 통증을 일으키는데, 종종 하지불안증후군으로 오인되는 경우가 있다. 하지불안증후군과의 차이점은 잠들기 전이 아닌 한밤중에 나타나고, 증상 지속 시간이 수분 내로 짧고, 심한 근육 경직을

표 4. 하지불안증후군과 야간다리근경련의 차이점

	하지불안증후군	야간다리근경련
발생 부위	양측 종아리, 허벅지	한쪽 종아리
발생 시점	주로 잠자기 전	수면 도중, 주로 새벽
증상 지속 시간	저녁부터 새벽녘까지	대개 수분 이내, 단발성
근육 경직	없음	심함
치료제	도파민 작용제 등	항발작제

동반한다는 점으로 두 질환의 증상 차이는 상당히 명확하다.[3] 그 럼에도 불구하고 자주 오인되므로 증상의 특징을 잘 물어보는 것 이 중요하다《표 4》.

하지불안증후군과 유사한 증상을 보이지만, 발부터 허벅지까 지 심한 통증과 함께 발가락이 저절로 움직이는 매우 드문 질환이 있다. 바로 '통증성 다리 및 움직이는 발가락 증후군(painful legs and moving toes syndrome)'이다.[4]

---

3 Rana AQ, Khan F, Mosabbir A, Ondo W. Differentiating nocturnal leg cramps and restless legs syndrome. *Expert Rev Neurother*. 2014;14(7):813-818. doi:10.15 86/14737175.2014.927734

4 Bae H, Shin D seop, Kang M kyoung, Lee HC, Jung KY. A Case of Painful Legs and Moving Toes Syndrome in a Young Woman. *J Sleep Med*. 2022;19(1):31-33.

한 20대 여성이 수개월 전부터 시작된 양쪽 발과 다리의 통증으로 수면클리닉을 찾았다. 증상은 아침부터 시작되어 종일 지속되나 밤에 자려고 할 때 더 심해지는 경향이었다. 환자는 통증이 양쪽 발가락부터 종아리 및 허벅지 부위까지 뭔가 짓누르는 듯하거나 심하게 잡아당기는 듯한 느낌이 들었는데 참을 수 없을 만큼 강하고, 발가락이 특히 불편하고 힘들었다. 가만히 있을 때 견디기 힘들어 자꾸 움직이게 되나 통증은 해소되지 않았다. 하지만 다리를 움직이고 싶은 충동은 없었고, 자기도 모르게 발가락이 천천히 움직인다고 말했다. 동네의원과 종합병원에서 하지불안증후군으로 진단받고 수개월 동안 치료를 받았으나 전혀 효과가 없었다.

통증성 다리 및 움직이는 발가락 증후군이라고 하는 이 증후군이 보고된 것은 세계적으로 수십 사례 정도밖에 되지 않으며, 원인도 잘 모르고 안타깝게도 아직까지 효과적인 치료제제가 없다. 다만, 하지불안증후군과 유사하니 약물 치료에 반응이 없는 경우에 드물지만 한 번쯤 진단을 고려해 보는 것이 좋겠다.

13

치료는 어떻게 하나요?

하지불안증후군은 뇌의 신경조절 장애로 인한 다리의 감각 및 운동 장애를 초래하는 만성 뇌 질환이다. 뇌의 철분 부족과 함께 유전적 소인이 매우 중요하다. 안타깝게도 아직까지는 하지불안증후군을 근절시키는 치료제나 방법이 없기 때문에 환자들 대부분은 장기간의 약물 치료를 비롯해 지속적인 관리가 필요하다.

하지불안증후군으로 진단을 받으면 무조건 약물 치료를 받아야 하는가 하는 질문을 많이 받는다. 물론 하지불안증후군이라고 해서 모두 다 약물 치료를 받아야 하는 것은 아니다. 다른 질환과 마찬가지로 치료는 먼저 증상의 경중을 파악하여 이에 따라 치료

방침을 정한다. 증상이 경미하거나 아주 드물게 발생하는 경우에는 비약물적 관리를 하거나 간헐적인 약물 치료가 더 합리적이다. 하지만 증상이 심하여 일상생활에 지장을 받을 정도일 때는 약물 치료 등 적극적인 치료가 필요하다.

비약물적 관리는 규칙적인 생활 습관과 기본적인 수면 위생을 지키는 것이 핵심이다. 음주는 다리 증상을 확실히 악화시키므로 꼭 피할 것을 권한다. 임상 경험에 따르면 와인 같은 발효주가 증상을 더 악화하는 것으로 보인다. 저녁에 과식을 하면 증상이 심해진다는 환자들이 적지 않으니, 저녁에는 과식을 피하는 것이 좋다. 자기 전에 다리 마사지, 족욕, 가벼운 운동(걷기, 스트레칭, 체조) 등이 증상 완화에 도움이 될 수 있다. 하지만, 지나치게 힘든 운동을 갑자기 하는 경우에는 증상이 오히려 나빠질 수 있으므로, 운동은 규칙적으로 하고 점진적으로 강도를 높이는 것이 좋다. 일부 약제들은 다리 증상을 악화시킬 수 있으므로, 증상이 악화된다면 약물의 영향을 생각해봐야 한다. 대표적인 약제로는 항도파민제(위장운동항진제 성분), 항히스타민제(보통 감기, 피부과 질환에 많이 처방됨), 항우울제, 항정신병약제 등이 있으니 이런 약제를 병용할 때는 의사와 상의하는 것이 좋다.

중등도 이상의 증상이면서 빈도가 주 2일 이상 발생할 때는

박스 3. 하지불안증후군의 비약물적 관리법

- **피해야 할 것**
  음주, 과식, 자기 전 심한 운동, 악화시키는 약제

- **하면 도움이 되는 것**
  규칙적 생활습관, 수면 위생, 자기 전 가벼운 운동, 다리 마사지,
  족욕

전문적인 치료를 받는 것이 권장된다.[1] 하지불안증후군의 중등도
는 국제학회에서 만든 중등도 평가지에 의해 판단한다(《박스 4》). 대
체로 중등도 이상이라면, 다리 증상으로 수면에 장애가 생기거나
주간에 일상생활에 지장을 줄 정도라고 생각하면 된다. 약물 치료
는 철분의 상태, 주된 불편한 증상, 동반 증상의 유무(수면장애, 우울
증 등), 그리고 동반된 질환 등을 고려하여 합리적으로 약제를 선택
하여야 한다. 주된 약제로는 철분 제제, 도파민의 작용을 증강시
키는 도파민 작용제, 칼슘 통로를 차단하여 통증을 완화하는 가바
펜틴양 제제, 그리고 마약성 진통제 등이 있다(《표 5》).

　우선 철분 결핍이 확인되면 철분 제제를 투여하여 철분을 보
충해주는 것이 좋다. 철분이 정상 범위이더라도 저장 철의 함량을

1　Manconi M, Garcia-Borreguero D, Schormair B, et al. Restless legs syndrome. *Nat Rev Dis Primer*. 2021;7(1):1-18. doi:10.1038/s41572-021-00311-z

표 5. 하지불안증후군 치료 약제

	종류	작용 기전	특징
철분 제제	경구, 주사제	뇌의 철분 농도 증가	철분 부족 시 우선 치료
도파민 작용제	프라미펙솔, 로피니놀	도파민 수용체에 작용해서 도파민 기능 증진	주기적사지움직임, 우울증에 효과적 장기 치료 시 증강현상 출현
가바펜틴양 제제	가바펜틴, 프레가발린	칼슘 통로를 차단하여 흥분 기능 억제	통증, 불안, 불면에 효과적
마약성 진통제	옥시코돈, 트라마돌 등	도파민 기능 증진	증강현상에 효과적

올려주면 증상이 좋아진다는 보고가 많다. 도파민 작용제는 하지
불안증후군의 증상 개선에 신속하고 탁월한 효과를 나타낸다. 약
복용 후 하루 만에 증상이 좋아지기 시작하며, 대개 1~2주 이내
에 상당한 호전을 보인다. 만일 약의 용량을 적절히 사용하였는데
도 불구하고 증상이 개선되지 않으면 하지불안증후군이 아닌 다
른 질환을 의심해봐야 한다. 약의 용량은 일반적으로 파킨슨병에
사용하는 용량의 4분의 1에서 2분의 1 정도의 소량으로도 잘 조
절된다. 그러나 장기간 도파민 제제를 복용할 경우에 증상이 오히
려 더 악화되는 증강현상(augmentation)이 나타날 수가 있어, 반드시
전문가와 상의하여 적절한 처방을 받는 것이 중요하다.

박스 4. 하지불안증후군 중등도 평가 설문지

지난 1주 동안 느꼈던 증상으로 평가해 주세요.

1. 하지불안증후군으로 인한 팔, 다리의 불쾌감을 어떻게 평가하시겠습니까?
☐4 매우 심했다   ☐3 심했다   ☐2 보통이었다   ☐1 가벼웠다   ☐0 없었다

2. 하지불안증후군 증상 때문에 움직여야 하는 필요성을 어떻게 평가하시겠습니까?
☐4 매우 심했다   ☐3 심했다   ☐2 보통이었다   ☐1 가벼웠다   ☐0 없었다

3. 하지불안증후군으로 인한 팔 혹은 다리의 불쾌감은 팔이나 다리를 움직임으로써 얼마나 줄어들었습니까?
☐4 줄어들지 않았다   ☐3 약간 줄어들었다   ☐2 보통으로 줄어들었다
☐1 거의 완전히 줄어들었다   ☐0 하지불안증상이 없었다.

4. 하지불안증후군 증상으로 인해 수면장애는 얼마나 심했습니까?
☐4 매우 심했다   ☐3 심했다   ☐2 보통이었다   ☐1 가벼웠다   ☐0 없었다

5. 하지불안증후군 증상으로 인해 낮에 느끼는 피곤함과 졸림은 얼마나 심했습니까?
☐4 매우 심했다   ☐3 심했다   ☐2 보통이었다   ☐1 가벼웠다   ☐0 없었다

6. 하지불안증후군은 대체로 얼마나 심했습니까?
☐4 매우 심했다   ☐3 심했다   ☐2 보통이었다   ☐1 가벼웠다   ☐0 없었다

7. 하지불안증후군 증상을 얼마나 자주 경험했습니까?
☐4 매우 자주(1주일에 6-7일)   ☐3 자주(1주일에 4-5일)
☐2 때때로(1주일에 평균2-3일)   ☐1 간혹(1주일에 하루)   ☐0 전혀 없었다

8. 하지불안증후군 증상이 있을 때 증상은 평균적으로 얼마나 심했습니까?
☐4 매우 심했다(하루 8시간 이상)   ☐3 심했다(하루 3-8시간)
☐2 보통이었다(하루 1-3시간)   ☐1 가벼웠다(하루 1시간 미만)   ☐0 없었다

9. 전반적으로 하지불안증후군 증상이 일상적인 활동(예를 들면: 만족스런 가족관계, 가정생활, 사회생활, 학교생활 또는 직장생활)을 하는 데 미친 영향은 얼마나 심했습니까?
☐4 매우 심했다   ☐3 심했다   ☐2 보통이었다   ☐1 가벼웠다   ☐0 없었다

10. 하지불안증후군 증상으로 인한 기분장애(예를 들면, 화남, 우울, 슬픔, 불안, 예민함 등)가 얼마나 심했습니까?
☐4 매우 심했다   ☐3 심했다   ☐2 보통이었다   ☐1 가벼웠다   ☐0 없었다

출처: The International Restless Legs Syndrome Study Group. Validation of the International Restless Legs Syndrome Study Group rating scale for restless legs syndrome. *Sleep Medicine*. 2003:4:121-132.

* 각 문항의 점수를 모두 합산한다.
* 평가: 0~10점 경증, 11~20점 중간, 21~30점 중증, 31~40점 극중증

가바펜틴양 제제는 가바펜틴, 프레가발린이 있으며, 효과가 우수하고 장기적으로 사용했을 때 증강현상이 도파민 작용제보다 훨씬 적게 나타난다는 장점이 있다. 특히, 다리 증상을 주로 통증으로 호소하는 경우에 잘 듣는 장점이 있다. 유럽에서는 하지불안증후군의 1차 치료제로 승인을 받아 널리 사용되고 있고, 최근에 사용량이 점차 증가하는 추세이다. 그러나 국내에서는 하지불안증후군 1차 치료제로서 식약처 승인을 아직 받지 못해 보험급여가 안 되는 점이 아쉽다.

하지불안증후군의 약물 복용 방법은 매우 중요하다. 보통 하지불안증후군 약제는 취침 1~2시간 전에 복용해야 가장 효과적이다. 이유는 약을 복용하고 약효가 나타나기까지 대략 1시간 이상 걸리기 때문이다. 간혹 일반 수면제와 같이 취침 직전이나 30분 전에 복용하는 경우가 있는데 그러면 최상으로 증상 조절이 되지 않을 수 있다. 하지불안증후군은 병의 특성상, 특히 밤에, 자지 않고 누워 있는 시간이 길수록 증상이 점차 심해진다. 따라서 약효가 최고로 나타나는 시점에 누워야 다리 증상을 느끼지 않고 잠을 자연스레 잘 수 있는 것이다. 이 복용 타이밍을 잘 지키지 않으면 증상 악화를 느끼거나 불필요하게 용량을 올릴 수 있고 이로 인해 부작용도 발생할 수 있으므로 꼭 기억해야 한다.

1차 치료제로 증상이 잘 조절되어 큰 불편 없이 지내는 사례를 소개한다. 61세 여성 L씨는 50대 초반부터 밤에 자려고 누우면 무릎 밑 부분에서 스멀스멀 무언가 기어 다니는 느낌이 들어 바로 잠들기가 어려웠다. 보통은 누워서 다리를 움직여주거나 좀 주무르면 1시간 이내로 잠에 들 수 있었지만, 증상이 심한 날은 일어나서 서성거려야 하고 그렇게 1시간 이상 걸어 다니면 증상이 줄어들어 겨우 잠들 수 있었다고 한다. 낮에는 거의 증상을 없었다. 하지불안증후군 중등도 척도는 17점으로 심한 증상이 중간 정도로 판단되었다. 이 환자는 도파민 작용제인 프라미펙솔 0.125mg을 잠자기 2시간 전에 복용하면서 증상을 거의 못 느낄 정도로 조절되었고 중등도 척도는 7점으로 매우 호전이 되었다. 현재까지 병원에 다닌 지 7년차인데 간혹 증상의 변동은 있지만 대체로 만족하며 지내고 있다.

14

약을 먹어도 낫지가 않아요

앞서 이야기했듯 하지불안증후군은 뇌의 신경조절 장애로 인하여 발생하는 중추신경계의 감각 및 운동 통합 장애로 만성적인 뇌 질환이다. 따라서 하지불안증후군 환자 대부분은 장기간의 약물 치료를 비롯한 지속적인 관리가 필요하다. 다행히도 초기에는 1~2가지 약제로 증상 조절이 잘 되어 큰 불편 없이 지낼 수 있다. 그러나 환자들을 장기간 관찰해보면 비약물적 관리도 잘하고 약도 잘 복용해도 다양한 요인으로 정도의 차이는 있지만 증상의 변동을 경험한다.

　10년 정도 약물 치료를 받은 환자들을 장기간 관찰한 연구에

표 6. 하지불안증후군의 증상 악화 원인

구분	주요 원인
외적인 요인	1. 비약물적 관리 소홀 2. 잘못된 복용 방법 3. 동반된 수면장애: 불면증, 수면무호흡
내적인 요인	1. 체내 철분 부족 2. 증강현상 3. 질병의 자연 악화

의하면 거의 반 정도에서 증상이 호전되지 않거나 악화되었음을 보고하였다(76쪽, 〈그림 25〉).[1] 처음에는 약으로 잘 조절되다가 차츰 혹은 갑자기 증상이 심해지는 원인은 다양하다(〈표 6〉).

처음에 증상이 잘 조절되다가 언제부터인가 증상 조절이 잘 안 되고 힘들어지면 내·외적인 요인을 검토해봐야 한다. 먼저 생활 습관과 수면 위생 등 비약물적 관리를 잘 지키는지 점검해야 한다. 하지불안증후군은 일주기리듬과 밀접한 관련이 있다. 따라서 증상이 밤에 주로 나타나는 경향을 보인다. 그런데, 수면 습관이 불규칙하면 일주기리듬에 혼란이 오고 그러면 다리 증상이 악

---

1   Mitterling T, Heidbreder A, Stefani A, et al. Natural course of restless legs syndrome/Willis-Ekbom disease: long-term observation of a large clinical cohort. *Sleep Med*. 2015;16(10):1252-1258. doi:10.1016/j.sleep.2015.05.028

화될 수 있다.

음주는 앞에서도 얘기했지만 가장 흔한 악화 요인이다. 증상의 악화를 경험했다면 반드시 절주를 해야 한다. 또한 병행하는 다른 약물이 있다면 약물의 영향도 점검해봐야 한다. 이 외에도 자신의 증상을 잘 관찰하여 어떤 경우나 요인에 의해서 증상이 악화되는지 잘 파악하여, 피할 수 있으면 피하는 것이 현명한 예방책이다.

올바른 약 복용에 대해서는 앞서 강조했다. 취침 1~2시간 전에 복용하는 것이 자기 전의 다리 증상을 예방하는 데 가장 좋다. 수면 습관이 불규칙하면 약을 복용하는 시간에 혼란이 오고 결국은 최적의 복용 타이밍을 놓칠 수 있다. 수면 습관이 규칙적이어서 약물 복용 타이밍을 일정하게 유지하는데, 다리 증상이 좀 더 빨리 나타날 수도 있다. 이런 경우에는 평소와 같이 약 복용 시간을 잘 지켜도 자기 전에 증상이 생겨 힘들다. 따라서 이 경우에는 무조건 취침 시각 기준이 아니라, 증상 발현 시각을 기준으로 해서 약 복용 타이밍을 맞춰야 효과적으로 조절이 가능하다.

이러한 이치를 모르거나 잘 살피지 않고 증상이 나빠졌다고 약 용량부터 올리면 고용량에 의한 부작용이 나타날 수 있으니, 올바른 약 복용법을 숙지해야 한다. 다만, 증상 발현 시각이 이전보다 2시간 이상 빨라진다면 뒤에 자세히 설명하겠지만 증강현상이 나타났을 가능성을 확인해야 한다.

하지불안증후군에서 불면증은 거의 대부분의 환자들이 경험하는 증상임은 이미 몇 차례 언급하였다. 이런 불면 증상은 하지불안증후군 치료를 적절하게 진행하면 다리 증상과 함께 호전되는 것이 일반적이다. 그리하여 치료를 시작하면 환자들이 다리 증상의 호전을 얘기하기보다는 오히려 이제는 잠을 자니 살 것 같다고 얘기하는 경우를 많이 본다. 즉, 하지불안증후군에서 동반되는 불면은 다리 증상에 의한 이차적인 증상인 경우가 대부분이다.

그런데 하지불안증후군을 초기에 제대로 치료하지 않고 방치하여 오랫동안 잠을 제대로 자지 못하면, 환자들은 잠을 조금이라도 잘 자기 위해 나름대로의 방식으로 노력한다. 잠이 오지 않는데도 일찍 눕기 시작하고, 술을 한잔하고 잠을 청하거나, 심지어는 수면제를 처방 받아 먹기 시작하는 등의 방법을 강구하는 것이다. 그러나 안타깝게도 이런 방법은 잘못된 대응 방식이고 장기간 지속될 경우에는 만성불면장애를 초래하는 원인이 된다. 따라서 적절한 약물 치료로 다리 증상이 호전이 되었음에도 불구하고 여전히 잠을 못 자겠다고 호소하는 일부 환자들의 경우에는 만성불면증이 병발했다고 보는 것이 타당하다. 이런 환자들은 하지불안증후군 치료뿐만 아니라, 동반된 만성불면증에 대해 인지행동치료 등 적절한 치료를 병행해야 효과를 거둘 수 있다.

우리 연구팀이 분석을 해보니 하지불안증후군의 약 20퍼센트 정도에서 다리 증상과는 별개로 불면 증상이 공존해 있는 것을 확인하였다. 불면증이 공존해 있는 하지불안증후군 환자들은 그렇지 않은 환자에 비해, 유병기간이 길었고, 우울 및 불안의 빈도가 높았으며, 주기적사지움직임이 유의미하게 높았다. 이 결과는 하지불안증후군을 잘 모르고 방치하거나 초기에 효과적으로 치료받지 못하면 만성불면증이 병발할 수 있음을 시사하는 연구 결과이다.

수면무호흡은 가장 흔한 수면장애로 국내에서는 성인의 25퍼센트 정도를 차지하고, 나이가 들수록(노인에서는 36퍼센트) 유병률이 높아진다.[2] 그뿐만 아니라 수면무호흡은 하지불안증후군에서 흔하게 동반될 수 있는 수면장애이다. 한 연구에 따르면 하지불안증후군 환자의 58퍼센트에서 수면무호흡이 동반되었다고 보고했다. 수면무호흡이 동반된 하지불안증후군은 수면의 질이 더 떨어지고, 다리 증상 및 불면 증상이 그렇지 않은 경우보다 심하다. 이

2 Lee SD, Kang SH, Ju G, et al. The Prevalence of and Risk Factors for Sleep-Disordered Breathing in an Elderly Korean Population. *Respiration*. 2014;87(5):372-378. doi:10.1159/000358442.
Kim J, In K, Kim J, et al. Prevalence of Sleep-disordered Breathing in Middle-aged Korean Men and Women. *Am J Respir Crit Care Med*. 2004;170(10):1108-1113. doi:10.1164/rccm.200404-519OC

런 경우에 하지불안증후군 약을 올리는 것이 아니라 동반된 수면
무호흡을 치료하면 하지불안증후군 증상과 수면의 질이 개선된
다.[3] 따라서 모든 하지불안증후군 환자는 수면무호흡이 동반되었
는지 여부를 살펴보는 것이 필요하다. 만일 수면무호흡이 동반되
었다면 양압기 등으로 치료를 병행하면 하지불안증후증만을 치료
한 경우보다 증상 조절에 시너지 효과를 낼 것이다.

 이제 내적인 요인을 살펴보자. 하지불안증후군은 발병 기전의
핵심인 철분이 부족해지면 증상이 심해질 수 있다. 따라서 혈중
철분(페리틴, 철 포화상태 등) 상태를 점검하여 부족하다면 보충을 해
야 한다. 일반적으로 철분은 구강제제를 사용하나, 페리틴 수치가
너무 낮거나 좀 더 빠른 증상 회복을 원할 경우에는 철분 주사제

3 Pistorius F, Geisler P, Wetter TC, Crönlein T. Sleep apnea syndrome comorbid
   with and without restless legs syndrome: differences in insomnia specific
   symptoms. *Sleep Breath*. 2020;24(3):1167-1172. doi:10.1007/s11325-020-
   02063-8.
   Lakshmanan S, Thompson NR, Pascoe M, et al. Impact of positive airway
   pressure on international restless legs syndrome score in sleep disordered breathing.
   J Clin Med. 2019;8(12). doi:10.3390/jcm8122212.
   Silva C, Peralta AR, Bentes C. The urge to move and breathe - the impact
   of obstructive sleep apnea syndrome treatment in patients with previously
   diagnosed, clinically significant restless legs syndrome. *Sleep Med*. 2017;38:17-20.
   doi:10.1016/j.sleep.2017.06.023

를 사용할 수 있다. 철분 치료에 대해서는 16장에서 자세히 다룰 것이다.

일부 환자에서 약물 치료 도중 증상이 심해지면서 다리 증상의 발생 시각이 빨라지고, 휴식 시에 증상이 발생하는 시간이 더 짧아지거나 팔이나 몸통 등 다리 이외의 신체 부위에 증상이 나타나는 경우가 있다. 이런 증상을 증강현상이라고 한다.[4] 증강현상에 대해서는 15장에서 자세히 소개한다. 마지막으로 질병의 자연경과로 증상이 심해지는 경우도 있다. 이런 경우에는 전반적인 증상이 심해지기는 하지만, 약을 올리면 증상이 완화되는 것이 증강현상과의 차이점이다.

---

4 Garcia-Borreguero D, Silber MH, Winkelman JW, et al. Guidelines for the first-line treatment of restless legs syndrome/Willis-Ekbom disease, prevention and treatment of dopaminergic augmentation: a combined task force of the IRLSSG, EURLSSG, and the RLS-foundation. *Sleep Med*. 2016;21:1-11. doi:10.1016/j.sleep.2016.01.017

15

역설적 증상 악화, 증강현상

69세 남성 S씨는 50대 중반부터 다리에 불편한 증상이 생기기 시작했다. 처음에는 밤에 자려고 누우면 허벅지와 종아리 부위에 이상한 느낌의 불편감이 들었다. 이로 인해서 잠들기가 어려워지자 병원을 방문하여 프라미펙솔이라는 도파민 제제를 0.25mg 처방받아 자기 전에 복용하기 시작했다. 약을 복용하니 다리 증상은 신기하게도 완화되고 편안해져서 한동안 다리 불편감 없이 잠을 잘 잘 수 있었다.

하지만 수개월이 지나자 증상이 심해지기 시작했고 약의 용량을 0.5mg으로 올려서 복용했다. 그런데 얼마 지나지 않아서 이제는 증상이 초저녁에도 나타났다. 동네 병원에서는 초저녁에 약을 추가로 처방하였고, 처음 며칠간은 증상이 완화되는 듯하였으나, 얼마 지나지 않아 오후에도 증상이 나타나고 이제는 다리뿐만 아니라 팔과 어깨에도 다리와 비슷하게 불편한 느낌이 들기 시작했다. 그래서 점심 때도 약을 먹기 시작하였으나 약의 효과는 1~2시간 정도밖에 지속되지 않았고 이내 참을 수 없을 만큼 심해지는 양상이었다.

5년 전부터는 정오경에 무릎에 불편한 신호가 오고, 저녁 7시경부터는 심해지기 시작하여 저녁밥은 서서 먹어야 할 지경이었다. 오후 9시부터 새벽 4시까지는 극심한 증상으로 잠을 거의 자지 못했다. 아침부터 증상이 나타나고 종아리, 허벅지, 팔, 어깨를 포함하여 거의 온몸이 아프고 불편한 느낌이 들었고 이제는 도파민 제제 0.5mg을 하루 네 번 복용했다.

이 남성 환자는 이전에는 돌아다니면 증상이 좀 완화되었는데 이제는 돌아다녀도 소용이 없고, 약을 먹어도 전혀 차도가 없어 너무 괴롭고 힘들어 별별 생각이 다 들고, 죽고 싶은 생각만 든다고 한다.

하지불안증후군 환자가 약물 치료 도중에 증상이 심해지면서 다리 증상의 발생 시각이 빨라지고, 팔이나 몸통 등 다리 이외의 신체 부위에 증상이 나타나는 경우가 있는데 이를 증강현상이라고 한다.[1] 증강현상은 특히 도파민 작용제를 장기간 사용하는 경우에 잘 발생한다. 증상이 심해지니 도파민 작용제의 용량을 더 늘려 복용하는 경우가 많은데, 그러면 역설적으로 증상이 더욱 심해지는 현상이다. 도파민 작용제 사용 환자들을 10년 이상 추적한 연구를 보면 환자의 42~68퍼센트에서 증강현상이 발생하였고, 오래 사용하면 할수록 증강현상은 더 잘 생겼다. 긴 치료 기간 외에도 도파민 작용제의 용량이 많거나 하지불안증후군 가족력이 있는 경우, 그리고 체내 철분이 부족할 때 증강현상이 잘 발생한다.[2]

증강현상은 초기에 기미가 보이면 즉시 조치를 취하면 심하게 악화되는 것을 방지할 수 있다. 증강현상이 의심되는 징후는 다음과 같다.

다음 글 상자에 명시된 3가지 중에 하나라도 생기면 증강현상

1 Garcia-Borreguero D, Silber MH, Winkelman JW, et al. Guidelines for the first-line treatment of restless legs syndrome/Willis-Ekbom disease, prevention and treatment of dopaminergic augmentation: a combined task force of the IRLSSG, EURLSSG, and the RLS-foundation. *Sleep Med*. 2016;21:1-11. doi:10.1016/j.sleep.2016.01.017

2 Frauscher B, Gschliesser V, Brandauer E, et al. The severity range of restless legs syndrome (RLS) and augmentation in a prospective patient cohort: Association with ferritin levels. *Sleep Med*. 2009;10(6):611-615. doi:10.1016/j.sleep.2008.09.007

1. 약물 치료를 시작한 이후로 오히려 증상이 더 나빠졌는가?

2. 다리 증상이 이전보다 빨리 나타나는가? 특히 2시간 이상 빨라
지면 의심해야 한다.

3. 증상이 다리뿐만 아니라 몸통이나 팔에도 나타나기 시작하는가?

의 초기일 수 있거나 곧 증강현상이 본격화될 수 있으므로 의사와
상의하여 원인을 찾고 조치를 취하는 것이 좋다.

그렇다면 고용량의 도파민 제제를 장기간 사용하면 증강현상
이 발생하는 이유는 뭘까? 그 발생 기전은 아직까지 명확하지는
않다. 도파민 제제를 과량으로 장기간 사용하게 되면 도파민 신경
세포의 시냅스에서 운동을 억제하는 D2 수용체는 감소하고 운동
을 촉진시키는 D1 수용체가 증가하기 때문이라는 가설, 도파민의
일주기변동이 커지고 멜라토닌 분비 시점이 빨라져서 더 일찍 다
리 증상이 생긴다는 가설이 제기되고 있다.[3]

3   Earley CJ, Connor J, Garcia-Borreguero D, et al. Altered Brain iron homeostasis
    and dopaminergic function in Restless Legs Syndrome (Willis-Ekbom Disease).
    Sleep Med. 2014;15(11):1288-1301. doi:10.1016/j.sleep.2014.05.009

증강현상이 나타나면 도파민 작용제 용량을 오히려 줄이거나, 가바펜틴양 제제나 아편유사제를 병용하거나 치환하여 사용해야 한다.[4] 또한 철분 부족이 확인되면 철분을 보충해주는 것이 도움이 될 수 있다. 하지불안증후군은 장기간 치료를 요하므로, 처음부터 도파민 작용제보다는 가바펜틴양 제제로 시작하거나, 도파민 작용제을 사용해야 하는 경우에는 가장 효과적인 최소 용량으로 유지하는 것을 추천한다. 이와 같은 처방에도 증상 조절이 안 되거나, 증강현상이 아주 심한 경우에는 마약성 진통제가 도움이 되기도 한다. 이러한 방법으로 증상이 상당히 개선된 경우에는 간헐적인 투약 요법으로 전환하는 것이 장기간 약물 치료에서 증강현상을 예방할 수 있는 하나의 방법이다.

4   Garcia-Borreguero D, Silber MH, Winkelman JW, et al. Guidelines for the first-line treatment of restless legs syndrome/Willis-Ekbom disease, prevention and treatment of dopaminergic augmentation: a combined task force of the IRLSSG, EURLSSG, and the RLS-foundation. *Sleep Med*. 2016;21:1-11. doi:10.1016/j.sleep.2016.01.017

16

철분 치료

뇌의 철분 부족으로 인해 아데노신, 도파민, 글루타메이트와 같은 각성 및 감각–운동 네트워크에 관여하는 신경전달물질의 조절에 문제가 생기고 이것이 하지불안증후군 증상(다리 충동 및 불편감, 수면 장애 등)을 일으키는 것을 하지불안증후군의 핵심 병태생리 기전으로 보고 있다. 따라서 뇌의 철분을 보충해주는 것은 증상 완화뿐만 아니라 근본적인 치료에 가까운 방법이다.

혈청 페리틴은 혈뇌장벽의 혈관벽에 존재하는 특수한 철분 통로를 통과하여 뇌 안에 도달한다. 철분제를 복용하거나 주사로 투여하면 혈액의 철분 농도가 올라가고 이 중에서 일정 부분이 혈뇌장벽을 통과하여 뇌의 철분을 공급하면, 이로써 하지불안증후군 증상이 개선될 수 있다. 그런데, 하지불안증후군에서는 혈청 페리틴이 뇌로 이동하는 철분 이동에 문제가 있음이 보고되었다.[1] 정상인은 혈청 페리틴이 높을수록 뇌의 철분 농도가 비례하여 올라가는데, 하지불안증후군에서는 그 비례 정도가 정상인에 비해서 완만하다《그림 20》.[2] 즉, 혈청 철분이 뇌에 들어가기는 하지만 정상인보다 훨씬 더 적고, 느리게 들어간다는 의미이다. 그렇기 때문에 하지불안증후군 환자의 혈액 내 페리틴은 일반인에 비해서 훨씬 더 높은 상태로 유지되어야만 뇌 안에서 필요한 철분 요구량을 맞출 수 있다. 따라서 철분 제제를 고용량을 투여하면 뇌의 철분 함량이 올라가고 하지불안증후군이 개선될 수 있을 것이다.

실제로 많은 임상연구에서 경구용이나 주사제를 사용한 경우에 증상의 개선이 증명되었고, 철분 치료는 하지불안증후군의 중요한 치료로 자리매김하였다. 페리틴 수치가 75ug/L 이하이면서

1 Connor JR, Patton S, Oexle K, Allen R. Iron and restless legs syndrome: Treatment, genetics and pathophysiology. *Sleep Med*. 2017;31:61-70. doi:10.1016/j.sleep.2016.07.028

2 Earley CJ, Connor JR, Beard JL, Malecki EA, Epstein DK, Allen RP. Abnormalities in CSF concentrations of ferritin and transferrin in restless legs syndrome. *Neurology*. 2000;54(8):1698-1700.

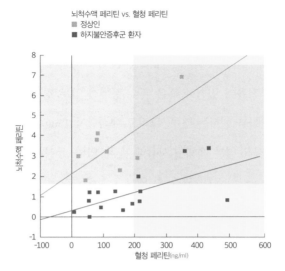

뇌척수액 페리틴 vs. 혈청 페리틴
- ■ 정상인
- ■ 하지불안증후군 환자

그림 20. 페리틴의 혈청과 뇌척수액 농도 비율

뇌의 철분은 혈청의 농도에 비례한다. 그러나 하지불안증후군 환자는 정상인에 비해 비례 정도가 완만하다.

출처: Earley CJ, Connor JR, Beard JL, Malecki EA, Epstein DK, Allen RP. Abnormalities in CSF concentrations of ferritin and transferrin in restless legs syndrome. *Neurology*. 2000:54:1698-1700. 에서 변형.

트랜스페린 포화도가 45퍼센트 미만인 경우에 철분 치료를 권장한다.[3] 경구용 철분 제제는 흔히 빈혈 치료에 쓰는 철분 제제가 사용된다. 황산철 325mg을 하루 1회 혹은 2회 복용한다. 비타민 C를 같이 복용하면 철분의 흡수를 돕기 때문에 함께 복용하는 것이 좋다. 메스꺼움, 변비가 비교적 흔한 부작용이다. 경구용 제제에 대한 부작용이 있거나 혹은 흡수 장애가 있는 경우, 중증이면서 빠른 완화를 원하는 경우, 그리고 페리틴이 75ug/L 이상인 경우에는 주사용 철분 제제를 사용해 볼 수 있다. 주사용 제제는 제형에 따라 과민반응이 생길 수 있으므로 주의가 필요하다. 여러 제형 중 Ferric carboxymaltose(FCM)가 가장 과민반응이 적어 안전하게 사용할 수 있다. FCM은 1000mg 1회 혹은 500mg 2회 주사를 한다. 주사 후 페리틴은 2주 이내에 매우 고농도로 올라가서 3개월 이상 지속되고, 치료 효과도 3~6개월 정도 지속된다.

우리 연구팀은 철분 주사 치료가 뇌의 어느 영역에 증가하여

3   Allen RP, Picchietti DL, Auerbach M, et al. Evidence-based and consensus clinical practice guidelines for the iron treatment of restless legs syndrome/Willis-Ekbom disease in adults and children: an IRLSSG task force report. *Sleep Med*. 2018;41:27-44. doi:10.1016/j.sleep.2017.11.1126

치료 효과를 내는지 연구하였다.[4] 뇌의 철분 농도는 특수한 MRI 영상기법을 이용하면 생체에서 비침습적으로 측정이 가능하다. 31명의 하지불안증후군 환자에게 철분 주사를 주기 전에 뇌 MRI 를 촬영하고, 주사 후 6주, 그리고 6개월째 영상을 다시 촬영하여 뇌에서의 철분의 농도 변화가 있는 부위를 확인하였다. 치료 전 뇌 철분 농도의 차이를 알아보기 위해 나이가 비슷한 건강한 성인 20명에서도 철분 주사 없이 뇌 MRI 촬영을 하였다.

연구에 참여한 하지불안증후군 환자들은 철분 주사 후 페리 틴이 치료 전 40에서 6주 후 345로 증가했으며, 다리 증상은 6개 월째까지 의미 있게 감소하였다. 하지불안증후군 중등도 척도에 서 평균 10점 정도 감소되었으니 상당한 호전을 보인 것이다《그림 21》. 뇌의 조가비핵, 꼬리핵 및 시상베개에서 철분 농도의 변화가 관찰되었는데, 특히 증상의 호전 정도는 감각을 담당하는 시상베 개의 농도와 유의한 상관관계를 보였다《그림 22》.

시상은 외부에서 들어오는 감각 정보의 정거장으로, 대뇌 피 질의 많은 부위와 복잡하게 연결이 되어 있다. 기존 연구들을 보

---

4 Kim TJ, Kim MH, Kim JH, et al. Change of iron content in brain regions after intravenous iron therapy in restless legs syndrome: quantitative susceptibility mapping study. *Sleep*. 2023;46(8):zsad154. doi:10.1093/sleep/zsad154

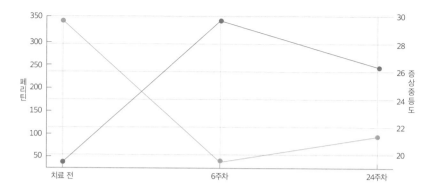

그림 21. 철분 주사 전후의 증상 중등도와 페리틴 농도의 변화 추이

파란색 실선은 페리틴 농도를, 주황색 실선은 증상 중등도를 나타낸다.

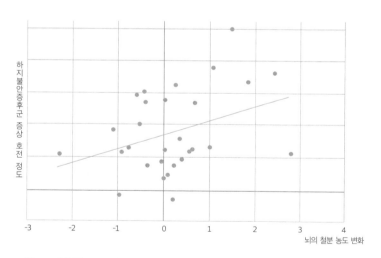

그림 22. 뇌의 철분 농도와 증상과의 관계

시상에서 철분 농도가 증가할수록 하지불안증후군의 증상이 비례하여 좋아졌다.

출처: Kim et al. Change of iron content in brain regions after intravenous iron therapy in restless legs syndrome: quantitative susceptibility mapping study. *Sleep*. 2023:46(8):zsad154 에서 변형함.

면, 하지불안증후군 환자들은 일반인에 비해 시상의 부피가 감소하거나 다른 뇌 부위와 연결성이 감소된 것이 보고된 바 있다. 따라서 시상의 구조적, 기능적 이상은 하지불안증후군에서 감각 증상이 초래되는 기전으로 제시되고 있다. 우리 연구에서 철분 주사 후에 시상에서의 철분 농도가 증가하면서 하지불안증후군 증상이 호전된 것은 이런 가설을 뒷받침하는 과학적 증거라고 할 수 있다.[5]

경구로 철분 제제를 복용하면 소장에서 흡수가 이루어지는데, 소장에서의 흡수는 체내 철분의 함량을 조절하는 가장 중요한 기전이다. 보통 식이로 섭취한 철분의 15퍼센트 정도만이 소장을 통해서 혈액 내로 들어온다.[6] 소장에서 흡수되는 정도는 헵시딘이라는 단백질에 의해서 조절되는데, 체내 철분이 많으면 흡수를 억제하고, 적으면 흡수를 증가시켜서 체내 철분 함량을 일정하게 유지시키는 역할을 한다. 따라서 경구용 철분 제제는 만일 체내 철분이 정상 범위에 있으면 먹어도 소장에서의 흡수가 차단되므로 그 효과가 미미하다. 반면, 주사용 제제는 바로 혈액 내로 철분이 들

5 Koo BB. You Too Can Increase Brain Iron to Treat Restless Legs Syndrome. *Sleep*. Published online July 7, 2023:zsad181. doi:10.1093/sleep/zsad181

6 Duck KA, Connor JR. Iron uptake and transport across physiological barriers. *BioMetals*. 2016;29(4):573-591. doi:10.1007/s10534-016-9952-2

어가므로 소장에서의 헵시딘 조절 메커니즘을 피할 수 있는 장점이 있다.

　20대 여성 K씨의 사례는 철분 주사만으로 하지불안증후군 증상이 잘 조절된 경우이다. 이 환자는 1년 전부터 다리에 불편한 증상을 느끼기 시작했다. 다리 증상은 주로 잠자리에 들기 1~2시간 전부터 발생하였고, 다리를 두드려 주거나 따뜻한 물로 마사지를 하면 가라앉는 양상이었다. 처음에는 심하지 않았으나 점차 심해져서 거의 매일 다리 증상으로 잠들기 어려웠고, 심한 날에는 울다 지쳐서 잠드는 날도 있을 정도였다. 다리에 도수 치료를 받았으나 효과는 없었다고 한다. 부모 및 형제 중에 비슷한 증상 있는 사람은 없었다. 이렇게 고생하던 중 하지불안증후군 유튜브를 보고 자신의 증상과 유사하여 클리닉을 방문하게 되었다고 한다.

　치료 전 하지불안증후군 중등도 척도(IRLS)는 25점(40점 만점)으로 중등도 정도의 심한 하지불안증후군 상태였다. 초기 철분 검사에서 혈청 페리틴이 5.7ug/L, Hb 11.3mg/dl로 경한 빈혈과 심한 페리틴 감소 소견을 보였다. 이에 초기 치료로 도파민 작용제보다는 철분 치료를 하는 것이 더 나을 것 같아 철분 치료를 하기로 결정하였다. 증상이 심하고 철분이 너무 낮아 빠른 회복을 위해서 경구용 제제보다는 철분 주사 치료를 선택했다.

철분 주사 후 약 1주가 지나서부터 다리 증상이 좋아졌고, 첫 한 달간 2번 정도 경미하게 다리 증상을 느낄 정도로 상당한 호전을 보였다. 6주 후 추적한 페리틴은 205.5ug/L로 상당히 올라갔고 하지불안증후군 증등도 척도 점수도 8점으로 큰 호전을 보였다. 그렇게 잘 지내다가 다리 증상의 빈도가 점차 증가하여 4개월 후 철분 검사를 해보니 페리틴이 66ug/L로 다시 감소하여, 철분 주사를 추가하였고 이후 페리틴 수치는 4~5개월 정도 지나면 떨어지는 양상을 보여 두 차례 추가 주사를 한 후에는 꾸준히 유지되는 상태이다(〈그림 23〉). 아울러 다리 증상도 한 달에 1회 정도의 경미한 다리 증상을 느낄 정도로 잘 조절되었다.

환자는 월경불순이 있었고 산부인과 검사에서 난소종양이 확인되었다. 이 여성 환자는 월경과다출혈에 의한 만성적인 체내 철분 부족으로 하지불안증후군이 발생하였고, 치료로 도파민 작용제나 가바펜틴양 제제로 치료하지 않고 단지 철분 보충만으로 큰 호전을 보인 사례이다. 필자의 임상 경험 및 연구 결과로 보건대 철분 치료는 철분이 부족한 젊은 여성에서 특히 효과가 있는 것 같다.[7]

---

7 Kim TJ, Jun JS, Kim KT, et al. Clinical Characteristics and Efficacy of Iron Treatment for Restless Legs Syndrome Patients with Very Low Ferritin Levels. *Sleep Med Res*. 2018;9(2):118-123. doi:10.17241/smr.2018.00171

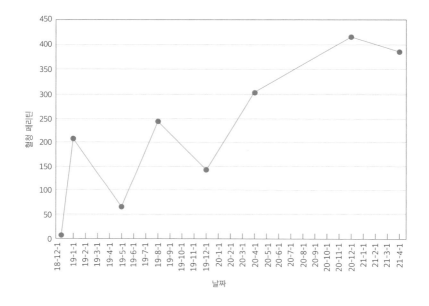

그림 23. 20대 여성 환자 K씨의 혈청 페리틴 수치의 변화

처음 증상이 심할 때 수치가 5.7ug/L로 매우 낮았고 철분 주사 후 페리틴 수치가 증가하면서 증상의 호전을 보였다.

철분 치료가 하지불안증후군의 중요한 치료법이 될 수 있기는 하지만 전가의 보도는 아니다. 철분 치료에 있어서 중요하게 알아야 할 점들이 몇 가지 있다.

첫째, 모든 환자가 철분 치료로 다 호전되는 것은 아니라는 사실이다. 여러 연구에 의하면, 환자의 약 45~60퍼센트 정도에서만 의미 있는 증상 감소를 보였다. 다만, 페리틴 농도가 15ug/L 이하로 매우 낮거나 트랜스페리틴 포화도가 낮은 젊은 여성, 심한 빈혈, 그리고 위절제술을 받은 환자에서는 철분 주사의 효과가 아주 좋은 것으로 나타났다.[8] 그렇다고 이런 요인들이 없다고 효과가 없는 것은 아니지만 치료 선택에 있어서 고려할 만은 하다고 할 수 있다.

둘째, 철분 치료는 도파민 작용제나 가바펜틴양 제제처럼 효과가 빨리 나타나는 것이 아니다. 경구용 철분제는 치료 개시 후 약 3개월 정도, 주사제는 약 2~6주 정도의 시간이 경과해야 효과

8   Kim TJ, Jun JS, Kim KT, et al. Clinical Characteristics and Efficacy of Iron Treatment for Restless Legs Syndrome Patients with Very Low Ferritin Levels. *Sleep Med Res*. 2018;9(2):118-123. doi:10.17241/smr.2018.00171.
Park HR, Choi SJ, Joo EY, Allen RP. Patient characteristics predicting responses to intravenous ferric carboxymaltose treatment of restless legs syndrome. *Sleep Med*. 2020;75:81-87. doi:10.1016/j.sleep.2020.02.027.
Bae H, Cho YW, Kim KT, Allen RP, Earley CJ. Randomized, placebo-controlled trial of ferric carboxymaltose in restless legs syndrome patients with iron deficiency anemia. *Sleep Med*. 2021;84:179-186. doi:10.1016/j.sleep.2021.05.036

가 나타나기 시작한다.[9] 그 이유는 혈액에서 뇌로 철분이 이동하는 데 시간이 소요되기 때문이다. 더군다나 경구용 철분은 소장에서 흡수가 되는 과정을 거치기 때문에 혈액 내에서 충분한 농도로 올라가는 데 추가적인 시간이 소요된다. 따라서 빠른 효과를 원하는 경우 철분 치료는 다소 실망만 안겨줄 수 있으니, 치료 전에 이런 점을 잘 이해하고 있어야 한다.

셋째, 철분은 우리 몸에 꼭 필요한 필수 미네랄이기는 하지만 많다고 무조건 좋은 것은 아니다. 심각한 부작용은 아니지만 경구용 철분은 변비 및 위장 장애로 먹지 못하는 경우가 있고, 대변 색깔이 검게 나와 잘 모르는 환자들이 간혹 놀라기도 한다. 또한 주사용 철분제는 드물기는 하지만 과민반응이 나타날 수 있으므로 이 점에 유의해야 한다. 고용량의 철분 주사는 인(phosphorus)의 대사에 영향을 주어 저인산 상태를 유발할 수 있다는 최근 보고가 있다.[10] 노화가 되면 뇌의 일부 부위에서 철분이 증가되는데, 파킨

---

9 Trenkwalder C, Winkelmann J, Oertel W, Virgin G, Roubert B, Mezzacasa A. Ferric carboxymaltose in patients with restless legs syndrome and nonanemic iron deficiency: A randomized trial. *Mov Disord*. 2017;32(10):1478-1482. doi:10.1002/mds.27040

10 Kirk SE, Scheurer ME, Bernhardt MB, Mahoney DH, Powers JM. Phosphorus levels in children treated with intravenous ferric carboxymaltose. *Am J Hematol*. 2021;96(6):E215-E218. doi:10.1002/ajh.26165

슨병, 알츠하이머병, 헌팅턴병은 뇌의 일부 부위에 철분이 지나치게 증가되어 있으며 이런 철분 증가가 병의 발병이나 진행에 영향을 주는 것으로 보고 있다.[11] 또한, 고용량의 철분은 암 발생 위험과도 관련이 있을 수 있으므로 한번 효과가 있었다고 너무 자주 맞는 것은 바람직하지 않다.[12] 따라서 혈중 페리틴 및 트랜스페린 포화도와 증상의 변화를 잘 관찰하면서 적정 수준을 유지하는 것이 필요하다.

11 Duck KA, Connor JR. Iron uptake and transport across physiological barriers. *BioMetals*. 2016;29(4):573-591. doi:10.1007/s10534-016-9952-2

12 Toyokuni S. Role of iron in carcinogenesis: Cancer as a ferrotoxic disease. *Cancer Sci*. 2009;100(1):9-16. doi:10.1111/j.1349-7006.2008.01001.x

17

새로운 치료법

하지불안증후군은 초기에는 1차 약으로 웬만하면 조절이 잘 된다. 그러나 아직까지 완치되는 치료법이 없으므로, 고혈압이나 당뇨처럼 장기간 지속적으로 약물로 조절을 해야 하는 경우가 대부분이다. 장기간 약물 치료를 받는 경우에 병의 자연 경과로 점차 심해지거나, 혹은 증강현상으로 인하여 악화되어 1차 혹은 2차 약제로 치료를 해도 증상 조절이 안 되는 경우가 있다. 필자의 임상 경험으로는 방문 환자의 약 20퍼센트 정도는 증상이 잘 조절되지 않는 경우에 해당한다. 이런 경우에 기존 약물 치료 외에 아직 과학적 근거가 강하지는 않지만 효과가 있다고 보고되고, 연구되고 있는 치료 방법을 소개한다. 여기서 소개하는 치료법은 아직은 의학계에서 널리 인정되는 방법은 아니라는 점을 염두에 두어야 한다. 기존 치료 약제로 효과가 불충분하여 심한 증상으로 고통을 받을 때, 부가적인 방법으로 치료를 조심스럽게 고려해볼 수 있을 것이다.

1. 비타민 D 치료

하지불안증후군 환자는 비타민 D 결핍 비율이 일반인에 비해 의미 있게 높다고 보고된다. 건강한 성인과 비교하였을 때, 건강한 사람은 비타민 D 결핍이 42.3퍼센트였지만 하지불안증후군 환자군은 75.6퍼센트로 나타났다.[1] 비타민 D 결핍 비율은 2차성 하지불안증후군보다는 1차성에서 훨씬 높게 동반되고, 남성보다는 여성에서 높고, 여성에서는 임신 기간 중에 더 많이 동반된다. 역으로, 비타민 D가 부족한 사람은 정상치를 가진 사람에 비해 하지불안증후군이 2배 이상 높았다. 한 연구에 의하면, 하지불안증후군의 유병률은 비타민 D 정상군은 17퍼센트인데 반해, 부족한 사

---

1   Cederberg KLJ, Silvestri R, Walters AS. Vitamin D and Restless Legs Syndrome: A Review of Current Literature. *Tremor Hyperkinetic Mov*. 2023;13(1):12. doi:10.5334/tohm.741

람들은 절반이 하지불안증후군이었다. 따라서 비타민 D 결핍은 하지불안증후군 발병의 독립적인 위험인자로 생각되고 있다. 즉, 비타민 D가 부족하면 하지불안증후군에 걸릴 위험이 증가한다는 의미이다. 또한, 당뇨 환자에서 비타민 D가 부족하면 하지불안증후군의 위험이 증가하였다. 소아 하지불안증후군에서도 성인과 비슷하게 비타민 D 결핍이 대조군에 비해서 훨씬 높게 나타났다.

하지불안증후군 환자들은 일반인에 비해 평균 비타민 D 농도가 낮다고 보고되었다. 중국에서 연구한 결과를 보면, 57명의 하지불안증후군 환자와 57명의 건강 대조군에서 비타민 D 농도(25(OH)D)를 비교해보니, 건강인의 농도는 27ng/ml인데 반해 하지불안증후군 환자군의 농도는 16ng/ml로 상당히 낮았다.[2] 비타민 D 농도가 낮을수록 다리 증상뿐만 아니라 전반적인 수면의 질 및 우울감도 심해지는 양상으로 나타났다.

비타민 D는 칼슘의 흡수를 높여 혈액 내 칼슘 농도를 유지시키는 역할 외에도 염증을 억제하고 세포 손상으로 인해 발생하는 독소를 제거하는 역할을 한다. 하지불안증후군에서 비타민 D 결핍과

2 Liu HM, Chu M, Liu CF, Zhang T, Gu P. Analysis of Serum Vitamin D Level and Related Factors in Patients With Restless Legs Syndrome. *Front Neurol*. 2021;12. Accessed July 28, 2023. https://www.frontiersin.org/articles/10.3389/fneur.2021.782565

이로 인한 하지불안증후군의 병태생리에 영향을 미칠 것이라는 다양한 과학적 근거들이 발표되고 있다.[3] 우리 연구팀은 하지불안증후군 환자들의 단백체 분석에서 비타민 D 결합 단백질에 이상을 보고한 바 있고,[4] 유전자 연구에서도 비타민 D의 이상이 보고된 바 있다. 비타민 D는 하지불안증후군에서 중요한 도파민, 아편유사제, 글루타메이트, 아데노신 등 신경전달물질의 기능과 연관되어 있다.

따라서 아직 임상적 경험과 근거가 부족한 편이기는 하나 하지불안증후군에서 비타민 D가 일반인에 비해 훨씬 더 많이 부족하고 비타민 D 농도가 하지불안증후군의 증상과 연관성이 있으므로, 적어도 비타민 D가 부족한 하지불안증후군 환자와 증강현상으로 심한 어려움을 겪는 하지불안증후군 환자에게는 비타민 D를 보충하는 것이 도움이 될 것으로 전문가들은 보고 있다.[5]

3   Cederberg KLJ, Silvestri R, Walters AS. Vitamin D and Restless Legs Syndrome: A Review of Current Literature. *Tremor Hyperkinetic Mov*. 2023;13(1):12. doi:10.5334/tohm.741

4   Shin JW, Lee J hun, Kim H, et al. Bioinformatic analysis of proteomic data for iron, inflammation, and hypoxic pathways in restless legs syndrome. *Sleep Med*. 2020;75:448-455. doi:10.1016/j.sleep.2020.09.002

5   Cederberg KLJ, Silvestri R, Walters AS. Vitamin D and Restless Legs Syndrome: A Review of Current Literature. *Tremor Hyperkinetic Mov*. 2023;13(1):12. doi:10.5334/tohm.741

그러면, 비타민 D를 공급하면 하지불안증후군이 좋아질 수 있을까? 연구가 충분하지 않고 결과도 다양하게 나와서 아직 결론을 내리는 이른 것으로 보인다. 한 소규모 연구에서 비타민 D가 부족한 12명의 하지불안증후군 환자들을 대상으로 비타민 D를 보충해 주었더니 다리 증상이 의미 있게 호전되었다고 보고하였다.[6] 그러나 이 연구는 대조군이 없으며 눈가림 연구가 아니라 근거 수준이 비교적 낮다. 이후 같은 연구팀은 임상연구에서 근거 수준이 가장 높은 "위약을 이용한 이중 눈가림 연구"결과를 발표하였는데 증상이 개선은 되었지만 위약을 먹은 경우와 차이가 없었다.[7] 다시 말하면, 증상의 개선은 위약 효과일 가능성이 있다는 것이다. 이 연구에서 효과가 없었던 것은 연구 대상자 수가 적고, 환자의 3분의 1 정도가 중도 탈락하여 이에 따른 오차가 발생했을 가능성이 있다. 비타민 D 치료 효과는 비교적 큰 규모의 임상연구가 나와야 좀 더 명확한 결론을 내릴 수 있을 것으로 보인다.

6   Wali S, Shukr A, Boudal A, Alsaiari A, Krayem A. The effect of vitamin D supplements on the severity of restless legs syndrome. *Sleep Breath*. 2015;19(2):579-583. doi:10.1007/s11325-014-1049-y

7   Wali SO, Abaalkhail B, Alhejaili F, Pandi-Perumal SR. Efficacy of vitamin D replacement therapy in restless legs syndrome: a randomized control trial. *Sleep Breath*. 2019;23(2):595-601. doi:10.1007/s11325-018-1751-2

2. 항발작제

유럽, 미국 등지에서 하지불안증후군의 1차 치료제로 사용하고 있는 가바펜틴과 프레가발린은 사실 처음에는 뇌전증 환자의 발작을 조절하는 항발작제로 개발이 되었다가, 이제는 통증 및 하지불안증후군에 주로 사용되는 약제이다. 그 외에 다양한 종류의 항발작제가 심한 하지불안증후군에 치료제로 시도되었다. 그중에서 하지불안증후군의 병태생리에 근거한 약제로 글루타메이트 길항제인 페람파넬의 임상 시험 결과가 최근 발표되었다. 이전에 치료받지 않은 20명의 환자를 대상으로 8주간 페람파넬을 시도하였을 때, 다리 증상이 의미있게 개선되었다. 특히 12명은 중등도 점수가 50퍼센트 이상 감소된 경우여서 치료 효과가 상당히 우수함을 시사하였다.[8] 그러나 단순 개방형 임상 연구로 근거 수준이 높지는 않으며, 후속 연구가 아직 없어 좀 더 임상 경험과 다양한 연구 결과를 기다려봐야 할 것 같다. 그 외 약제로는 카바마제핀, 옥스카바제핀, 토피라메이트, 발프로에이트, 라모트리진 및 레비티라

---

8 Garcia-Borreguero D, Cano I, Granizo JJ. Treatment of restless legs syndrome with the selective AMPA receptor antagonist perampanel. *Sleep Med*. 2017;34:105-108. doi:10.1016/j.sleep.2017.03.012

세탐이 시도되었다.[9]

3. 디피리다몰: 아데노신 재흡수 차단제

디피리다몰은 원래 항혈소판제제로 뇌경색 재발 방지 목적으로 사용하는 약제이다. 그런데 이 약은 세포 밖의 아데노신 재흡수를 차단하여 아데노신의 농도를 높이는 작용 기전도 가지고 있다. 9 장에서 하지불안증후군의 원인과 기전을 설명하면서 살펴보았듯 이 뇌 안에 철분이 부족하면 아데노신 기능이 감소해 하지불안증후군 환자들이 잠들기 어렵고 자주 깨는 과각성 상태가 초래된다. 아데노신의 기능 저하가 하지불안증후군의 핵심 병태생리 기전으로 인식되고 있는데, 디피리다몰은 뇌의 아데노신 농도를 높여줄 수 있으므로, 하지불안증후군에서 치료 효과를 기대해 볼 수 있겠다. 실제로 최근 무작위, 이중 눈가림 임상 연구에서 매우 긍정적

9   Yeh PG, Spruyt K, DelRosso LM, Walters AS. A Narrative Review of the Lesser Known Medications for Treatment of Restless Legs Syndrome and Pathogenetic Implications for Their Use. *Tremor Hyperkinetic Mov*. 2023;13(1):7. doi:10.5334/tohm.739

10 Garcia-Borreguero D, Garcia-Malo C, Granizo JJ, Ferré S. A Randomized, Placebo-Controlled Crossover Study with Dipyridamole for Restless Legs Syndrome. *Mov Disord*. 2021;36(10):2387-2392. doi:10.1002/mds.28668

인 효과가 발표되어 앞으로 기대가 된다.[10] 다만, 지금까지 2편의 연구 결과만 있어서 좀 더 많은 연구 결과가 필요하다.

4. 신경조절요법

신경조절요법(neuromodulation therapy)은 비침습적으로 체외에서 전기, 자기, 초음파, 레이저 등의 자극으로 신경계의 특정 부위나 경로를 자극하거나 억제함으로써 증상을 조절하고 병의 경과를 억제시키는 치료법을 말한다. 하지불안증후군은 대뇌 운동피질의 흥분성이 증가되어 있고, 중추신경계 감각-운동 통합 조절에 문제가 있다는 것이 잘 알려져 있다. 따라서 중추신경계의 비정상적인 감각-운동 네트워크가 조절이 된다면 하지불안증후군의 증상이 조절되고 더 나아가 병의 진행을 억제할 수 있을 것이다. 이러한 이론적 배경 하에 다양한 신경조절요법이 하지불안증후군에서 시도되었고 최근에 좋은 성과를 낸 방법도 있어 여기에 소개한다.

신경조절요법 중 가장 많이 시도하는 방법은 전기 자극을 이용한 것이다. 우리 연구팀은 2015년 이전에 약물 치료를 받은 적이 없는 33명의 하지불안증후군 환자를 대상으로 경두개직류전

류자극(tDCS) 연구를 수행하였다.[11] 환자들을 무작위로 진짜치료
군(양극 자극군, 음극 자극군)과 거짓치료군으로 나눈 다음에 이중 눈가
림으로 치료진과 환자 모두 어떤 치료가 들어가는지 모르게 하고
2주간 두피에 전기 자극을 주었다. 이때 전기 자극은 머리의 정수
리 부위에 주었는데 여기는 바로 감각과 운동 피질이 있는 부위이
다. 연구를 마치고 결과를 열어보니, 경두개직류전류자극 치료를
받은 환자들은 상당한 증상의 호전을 보였다. 그러나 아쉽게도 거
짓치료군에서도 비슷한 정도로 증상 호전을 보여 결국 위약 효과
를 넘지는 못하였다(〈그림 24〉). 우리 연구가 효과가 없었던 것은 경
두개직류전류자극 자체가 효과가 없다기보다는 자극의 위치가 적
절하지 않았다는 의미로 해석하는 것이 더 합당할 것이다. 독일의
연구팀에서는 척추에 전기 자극을 주는 프로토콜을 소개하였고,[12]
중국 연구팀이 수행한 연구에서는 이중 눈가림 비교는 아니지만,

11 Koo YS, Kim SM, Lee C, et al. Transcranial direct current stimulation on primary
   sensorimotor area has no effect in patients with drug-naïve restless legs syndrome:
   a proof-of-concept clinical trial. *Sleep Med*. 2015;16(2):280-287. doi:10.1016/
   j.sleep.2014.07.032

12 Heide AC, Winkler T, Helms HJ, et al. Effects of Transcutaneous Spinal
   Direct Current Stimulation in Idiopathic Restless Legs Patients. *Brain Stimulat*.
   2014;7(5):636-642. doi:10.1016/j.brs.2014.06.008

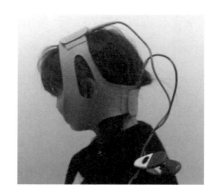

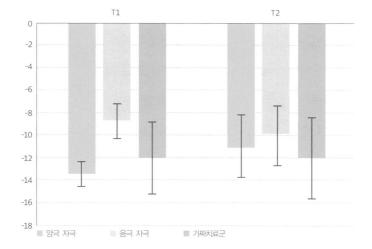

그림 24. 경두개직류전류자극술 후의 하지불안증후군 증상 변화

(위) 경두개직류전류자극술 치료 모습. (아래) 모든 치료군에서 치료 전에 비해 3일(T1), 13일째(T2) 중등도 수치가 감소하였다. 결국, 가짜치료군에 비해 통계적으로 의미 있는 차이가 나지 않아 결과는 효과 없음으로 판정되었다.

출처: Koo YS, Kim SM, Lee C, et al. Transcranial direct current stimulation on primary sensorimotor area has no effect in patients with drug-naive restless legs syndrome: a proof-of-concept clinical trial. *Sleep Medicine*. 2015;16(2):280-287.에서 변형.

거짓치료에 비해서 진짜치료가 효과가 있음을 입증하였다.[13] 앞으로 이중 눈가림 연구와 같은 좀 더 강한 과학적 근거가 나오길 기대한다.

다리의 말초신경에 강한 전기 자극을 가해 말초로부터 올라가는 감각 신경 정보를 차단하여 하지불안증후군 증상을 억제하는 치료법이 최근에 소개되었다.[14] 미국에서 개발된 이 치료법은 무릎 바로 아래에 전극을 부착하고 4000Hz의 빠른 전기 자극을 양쪽 종아리신경에 준다. 연구팀은 참여자들을 두 그룹으로 나눈 다음 진짜치료와 거짓치료로 나누어 자기 직전 30분씩 2주간 치료를 하였는데 진짜치료군에서 거짓치료에 비해 중등도 점수가 유의하게 낮아졌다(-6.8점 대 -3.4점). 참여자들은 자신이 어떤 치료군에 속했는지 모르게 시험이 설계되어 참여자의 편견 효과를 배제하였다. 같은 연구팀의 후속연구에서는 수면에 대한 영향도 조사했는데 참여자의 52퍼센트에서 입면이 개선되었다고 보고하였다.

미주신경자극술은 1997년에 처음으로 뇌전증 환자에게 사용

---

13 Zeng M, Wang L, Cheng B, et al. Transcutaneous Spinal Cord Direct-Current Stimulation Modulates Functional Activity and Integration in Idiopathic Restless Legs Syndrome. *Front Neurosci*. 2020;14. Accessed August 6, 2023. https://www.frontiersin.org/articles/10.3389/fnins.2020.00873

14 Buchfuhrer MJ, Baker FC, Singh H, et al. Noninvasive neuromodulation reduces symptoms of restless legs syndrome. *J Clin Sleep Med*. 2021;17(8):1685-1694. doi:10.5664/jcsm.9404

하기 시작하여 현재까지 수십만 명의 환자에게 비약물적 치료로 사용되고 있다. 뇌전증에서 사용하는 미주신경자극술은 경동맥 옆을 지나가는 미주신경에 전극을 감고, 자극기는 위쪽 가슴 부위 피부 밑에 삽입하는 형태로 매우 침습적인 방법이다. 따라서 이 치료를 받기 위해서는 전신마취 하에 삽입술을 시술 받아야 한다. 최근에 귀나 안면 부위에서 미주신경의 가지를 자극하는 비침습적인 방법도 개발이 되어 뇌전증을 비롯하여 불면증, 우울증 등 다양한 신경, 정신질환에 시도되고 있다. 최근 프랑스에서는 귓바퀴의 미주신경 가지를 자극하는 요법을 하지불안증후군에 적용한 결과를 발표하였다.[15] 연구팀은 15명의 아주 심한 하지불안증후군 환자를 대상으로 귀미주신경자극을 매주 1시간씩 8주간 주었다. 참여한 환자들은 8주 후 다리 증상이 32점(40점 만점)에서 25점으로 의미있게 호전되었다고 보고하였고, 다리 증상뿐만 아니라 불안, 우울 및 삶의 질 점수도 좋아졌다고 한다. 다만, 이 연구는 거짓치료가 없는 소규모의 개방형 관찰연구여서 명확한 임상적 근거를 갖기 위해서는 앞으로 좀 더 많은 임상연구가 필요하다.

---

15 Hartley S, Bao G, Zagdoun M, et al. Noninvasive Vagus Nerve Stimulation: A New Therapeutic Approach for Pharmacoresistant Restless Legs Syndrome. *Neuromodulation*. 2023;26(3):629-637. doi:10.1016/j.neurom.2022.10.046

18

슬기롭고 지속가능한 증상 관리법

하지불안증후군은 만성적인 경과를 보이는 신경질환이다. 한번 발생하면 수년에서 수십 년 동안 지속될 수 있다. 따라서 고혈압이나 당뇨와 마찬가지로 만성적인 관리 전략을 짜는 것이 중요하다.

하지불안증후군 약제들은 효과가 비교적 우수하여 최소한 초기에는 증상 조절이 잘 된다. 그런데 아쉽게도 아직 완치를 할 수 있는 약제는 개발되지 않았다. 따라서 **하지불안증후군의 치료는 완치가 목표가 아니며 지속적으로 잘 관리하고 조절하는 것이 중요하다.** 약을 몇 개월째 먹어도 낮지 않는다고 불평을 하는 경우를 종종 본다. 아무 효과가 없다고 하시는 환자들에게 자세히 물어보면 실제로는 약 먹기 전보다는 증상이 상당히 경감되어 있음을 알 수 있다. 그런데 완전히 없어지지 않는 것을 하나도 효과가 없다고 여기는 것이다.

또 어떤 분들은 약의 부작용에 대한 지나친 걱정으로 매일 밤마다 다리 증상으로 고통을 겪으면서도 약을 가급적 먹지 않고 고통스럽게 지내기도 한다. 하지불안증후군은 많은 임상시험으로 그 효과가 입증된 약제가 이미 많이 개발되어 있고 전 세계적으로 널리 사용되고 있다. 약에 대한 막연한 걱정으로 효과적으로 증상을 조절할 수 있는 기회를 스스로 멀리하는 것은 매우 안타까운 일이다. 전문가의 도움으로 적절한 치료제를 사용함으로써 완전히 없앨 수는 없지만 최적으로 조절하고 관리할 수 있으니 긍정적인 마음가짐이 필요하다.

하지불안증후군 관리에 있어서 고려해야 할 또 다른 측면은 증상이 완벽하게 소실되는 경우는 무척 드물다는 점이다. 증상이 약하게 있지만 일상에 큰 지장을 줄 정도가 아니면 무리하게 약의 용량을 올릴 필요가 없다. 완벽한 증상 조절을 위해 용량을 다소 무리하게 올리면 정작 증상은 생각보다 시원하게 조절되지 않으면서 원치 않은 부작용이 생길 가능성이 높으니 증상과 적절한 선에서 타협을 하는 것이 바람직하다. 약의 효능과 한계를 정확히 인지하고 잘 관리하여 정상적인 일상생활을 영위할 수 있기를 권

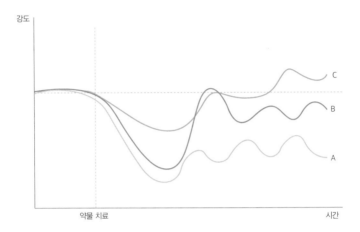

그림 25. 장기적인 하지불안증후군의 증상 경과

초기에는 약물 치료로 증상의 호전이 오는 것이 대부분이다. 그러나 시간이 지나면서 증상
의 변동이 발생한다. (A) 어느 정도 증상의 변동이 있지만 대체로 잘 조절되는 상태(환자의
50퍼센트 정도), (B) 초기에는 증상 조절이 되다가 어느 정도 시간이 지나면서 치료 전과 큰
차이가 없는 경우(환자의 약 40퍼센트 정도), (C) 도중에 증강현상이 발생하여 처음보다 악
화된 상태(환자의 약 10퍼센트 정도). 주로 도파민 작용제로 치료받는 환자에서 발생한다.

고한다.

증상의 변동이 있을 때, 약을 올려 먹기보다는 변동성을 일으키는 원인이 무엇인가 곰곰이 생각해보고 이에 대해 의사와 상의하는 것이 적절한 치료 계획을 세우는 데 도움이 된다. 또한, 우선 자신의 생활습관을 돌아보고 바로잡아야 할 부분은 없는지 잘 살펴보고 올바로 지키는 것이 무엇보다 중요하다. 하지불안증후군의 심한 정도는 환자별로 상당히 다르고, 또한 환자마다 증상의 기복이 있기 때문에 상당 기간 호전된 시기가 이어지다가도 한동안 힘든 시기가 이어지기도 한다. 따라서 약물 치료는 한 번 정하면 변함없이 유지하는 것이 아니라, 증상의 변화 상황을 잘 살펴보고 개인별 맞춤 치료를 하는 것이 필요하다.

하지불안증후군은 고혈압, 당뇨와 같은 만성 질환이기는 하나 혈압이나 혈당처럼 수치로 보이는 지표가 없는 질환이다. 따라서 자신의 증상은 오직 자신만이 알뿐이다. 자신의 증상을 잘 파악하고 잘 기록하여 의사에게 친절하고 자세히 얘기해주어야 최적의 치료를 받을 수 있으니, 평소 자신의 증상을 잘 관찰하고 기록하는 습관을 들이는 것이 도움이 된다.

19

하지불안증후군 증상의
날씨 및 계절 변동성

우리 몸의 모든 기능은 날씨와 계절에 영향을 받는다. 진료실에서 하지불안증후군 환자 중 특정 계절에 증상이 더 심해진다고 호소하는 분들이 적지 않다. 진료실을 방문하는 적지 않은 환자들이 여름에 혹은 겨울에 다리 증상이 심해진다고 호소한다. 온화하고 쾌적한 날씨보다는 주로 극단적인 날씨를 보이는 여름이나 겨울에 심해진다고 하는 경우가 대부분이다. 일본의 이노우에 교수 팀이 조사한 연구 결과를 보면, 조사 환자 180명 중에서 약 48퍼센트인 87명이 계절 변동성을 보였는데, 악화된다고 보고한 환자들의 78퍼센트는 봄여름에 나머지는 가을겨울에 악화되었다.[1] 계절 변동성을 보인 환자들의 특징을 살펴보니, 그렇지 않은 환자들에 비해 가족력이 있거나, 중간 정도의 중등도를 보인 경우였다. 증상이 너무 심한 경우에는 1년 내내 증상이 지속적으로 있을 가능성이 있으므로 계절 변동성이 오히려 없을 것으로 생각된다. 더운 여름철에 더 증상이 심해지는 경향은 유럽에서도 비슷하게 나타났다.[2]

하지불안증후군이 여름, 겨울에 증상이 심해진다고 하였는데 그러면 특정 계절에 더 잘 발생하는가 하는 의문이 생길 수 있다. 아쉽게도 이와 관련하여 직접적인 연구를 한 결과는 없다. 그러나 미국과 국내에서 조사된 연구 결과를 보면 어느 정도 힌트를 얻을 수는 있다. 미국에서 수행한 연구 결과를 보면 여름철에 하지불안증후군 관련 인터넷 검색이 늘었다는 보고가 있다.[3] 이들은 구

1 Sato M, Matsui K, Sasai-Sakuma T, Nishimura K, Inoue Y. The prevalence and associated factors of seasonal exacerbation of subjective symptoms in Japanese patients with restless legs syndrome. *Sleep Med*. 2023;101:238-243. doi:10.1016/j.sleep.2022.11.017

2 Liguori C, Holzknecht E, Placidi F, et al. Seasonality of restless legs syndrome: symptom variability in winter and summer times. *Sleep Med*. 2020;66:10-14. doi:10.1016/j.sleep.2019.07.026

3 Ingram DG, Plante DT. Seasonal trends in restless legs symptomatology: evidence from Internet search query data. *Sleep Med*. 2013;14(12):1364-1368. doi:10.1016/j.sleep.2013.06.016

글트렌드 기능을 이용하여, 2004년부터 2012년까지 구글에서 하지불안증후군 키워드 검색 건수를 조사하였다. 조사 결과 여름철, 특히 6~7월의 검색 건수가 가장 높게 나온 것이다.

이런 경향은 미국뿐만 아니라 캐나다, 독일 및 영국 지역에서의 검색 건수에도 나타났다. 더욱이, 지구 반대쪽에 있어서 계절이 정반대인 호주에서도 비슷하게 여름철(즉, 1~2월)에 검색 건수가 가장 높게 나타났다. 검색 건수가 높다는 것은 증상이 심해서 그럴 수도 있고 질환의 발생이 많아서 그럴 수도 있으며 그 외에도 여러 가지 이유가 있어, 정확한 이유는 사실 알 길이 없다.

우리나라에서도 건강보험자료를 분석하여 비슷한 결과를 발표하였다.[4] 2009년부터 2013년 사이의 의료보험 수진자중 11,466명의 자료를 조사해보니, 의료서비스를 받은 하지불안증후군 환자 수는 8월에 가장 많았고 2월에 가장 적게 등록이 된 것으로 나타났다(《그림 26》). 즉, 여름에 가장 환자들이 많이 진료를 받았고 겨울에는 가장 적게 받았다는 의미이다. 이 결과를 봐서는 하지불안증후군이 여름에 가장 많이 발생한 것인지, 여름에 증상이 더 심

4 Oh Seong Min, Son Kyung-Lak, Choi Seok-Jin, Lee Mi Hyun, Yoon So Young, Lee Yu Jin. The seasonal pattern of restless legs syndrome in a sample from the Korean Health Insurance Review and Assessment Service national database. *J Clin Sleep Med*. 2021;17(5):1051-1056. doi:10.5664/jcsm.9136

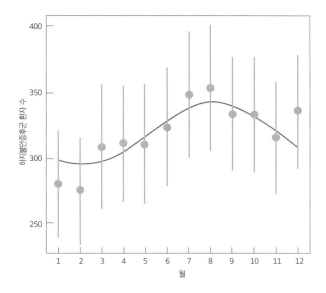

그림 26. 하지불안증후군의 계절 변동성

하지불안증후군의 증상은 보통 여름에 심해지고 겨울에 덜한 경향을 보인다. 그러나 일부
환자들은 겨울에 더 심해지는 경우도 있다.

출처: Oh Seong Min, Son Kyung-Lak, Choi Seok-Jin, Lee Mi Hyun, Yoon So Young, Lee Yu Jin. The
seasonal pattern of restless legs syndrome in a sample from the Korean Health Insurance Review
and Assessment Service national database. *Journal of Clinical Sleep Medicine*. American
Academy of Sleep Medicine; 2021:17:1051-1056.에서 변형

해서 자주 갔는지를 구분하기는 어렵다. 하지만 하지불안증후군의 증상이나 발생 정도는 계절에 따른 변동을 보이며, 이런 현상은 지역에 관계없이 일정하게 나타나는 것으로 보인다.

그런데, 진료실에서 만나는 환자들은 계절뿐만 아니라 날씨에도 증상이 영향을 받는다고 얘기하는 경우가 많다. 많은 환자들이 계절에 관계없이 화창하거나 맑은 날보다는 눈이나 비가 오기 전 혹은 눈·비가 오는 날 증상이 심해진다고 얘기한다. 궂은 날 영락없이 증상이 심해져서 마치 일기예보처럼 알 수 있다고 하는 환자도 있다. 어렸을 적 어른들이 "아이고, 다리하고 무릎이 쑤시고 아프니 곧 비가 오려나 보다"라고 말씀하시는 소리를 자주 들었고 실제로 드라마에도 나올 정도로 유행이었다. 당시에는 이런 증상을 무릎 관절염 증상이라고 다들 여겼는데 지금 보니 아마도 하지불안증후군 증상 아니었을까 하는 생각이 든다. 기압은 두통, 관절염, 호흡기 질환 및 심혈관 질환에 영향을 미치는 것으로 알려져 있다. 아마도 하지불안증후군도 기압의 영향을 받을 가능성이 있는 것으로 보이는데, 이에 대해서는 연구된 바가 없어 앞으로 좀 더 연구가 필요한 부분이다. 날씨가 하지불안증후군에 미치는 영향에 대해서는 체계적인 연구를 계획하고 있다.

20

특수한 형태의 하지불안증후군

하지불안증후군은 다리에 불편한 증상을 느끼는 질환이다. 그런데 다리뿐만 아니라 다리 이외의 부위에 증상이 나타나거나 혹은 다리에는 증상이 없고 다른 부위에만 나타나는 경우가 있다. 하지불안증후군이 다리와 함께 팔, 몸통 등에도 나타나는 경우는 대개 병이 경과하면서 증상이 심해지는 과정에서 나타나며, 언제나 다리 증상이 먼저 선행하고 병이 경과하면서 다른 부위로 퍼져 나가는 것이 일반적이다〈그림 4〉 참고). 이 경우는 원래 있던 하지불안증후군이 진행하면서 증상이 퍼져가는 것이므로 진단에 어려움이 없다. 우리 연구팀이 80명의 환자들을 대상으로 증상의 분포를 자세히 분석한 결과, 이 중 22명(27.5퍼센트)에서 조사 당시 다리 이외의 부위에도 증상이 동반되었다. 부위별로 자세히 살펴보면, 팔이 20명으로 가장 많이 동반되는 부위였고, 몸통 3명, 머리 2명, 그리고 성기 부위가 1명 있었다.[1]

이와 달리, 드물긴 하지만 하지불안증후군과 유사한 불편감이 다리 증상의 선행이 없이 다른 신체 부위에만 국한되어 나타나거나, 다리 증상이 나중에 동반되는 경우가 보고되고 있다. 사실 이런 경우 처음에는 하지불안증후군이라고 진단하기가 대체로 어렵다. 다리에 증상이 없는데, 일반적인 하지불안증후군과 똑같이 4가지 임상적 특징을 보이는 경우인 것이다. 즉, 가만히 있을 때 해당 부위에 움직이고 싶은 충동과 불편감이 나타나고, 움직이면 일시적으로 호전되며, 밤에 악화되는 특징을 보인다. 지금까지 보고된 사례로는 팔과 손, 복부, 방광, 성기, 얼굴, 몸통 등이 있다.[2] 하지불안증후군의 4가지 임상 특징과 함께 달리 설명할 다른 질환

1   Koo YS, Lee GT, Lee SY, Cho YW, Jung KY. Topography of sensory symptoms in patients with drug-naïve restless legs syndrome. *Sleep Med*. 2013;14(12):1369-1374. doi:10.1016/j.sleep.2013.09.006

2   Turrini A, Raggi A, Calandra-Buonaura G, Martinelli P, Ferri R, Provini F. Not only limbs in atypical restless legs syndrome. *Sleep Med Rev*. 2018;38:50-55. doi:10.1016/j.smrv.2017.03.007

이 없을 때 진단을 고려할 만하다. 또한, 하지불안증후군의 보조 진단 지표인 가족력, 주기적사지움직임 및 도파민 작용제에 대한 반응 등이 있으면 좀 더 확신을 가질 수 있다. 특히, 도파민 작용제에 대한 반응은 이런 경우에 매우 도움이 되므로 의심이 되면 꼭 시도해 보는 것이 좋다.

필자가 진료실에서 경험한 비전형적인 패턴의 하지불안증후군 사례 몇몇을 소개한다. 69세 여성 P씨는 5년 전부터 밤에 심해지는 다리 증상으로 진료를 받으러 왔다. 낮에는 별 증상이 없으나 밤에 자려고 누우면 발바닥에 열이 나고 화끈거리면서 가만히 있지 못하는 증상이 생겼다. 이로 인해 잠들기가 어려운 날들이 간혹 생기기 시작했다. 그런데 최근 들어 부쩍 심해져서 저녁 8시경부터 발뿐만 아니라 다리 전체가 불편해서 가만히 두지를 못하고 안절부절못하는 증상이 생겨서 돌아다녀야 했다. 다리 증상과 함께 성기와 하복부에도 어쩌지 못하는 불편감이 생겨, 성기 주위를 비비게 되는데 불편감은 해소되지 않았다. 그래서 증상이 심한 날은 아래 속옷을 입고 잘 수가 없어 다 벗고 잠을 청해야만 했다. 특별히 성욕이 느껴지지 않는데도 자꾸 성기 주위에 이상한 느낌이 들어 비비게 된다고 한다. 환자의 병력을 자세히 물어보니, 성기 주위의 이상한 불편감은 고등학교 때부터 느끼기 시작하였고 당시에도 증상이 나타나면 비비기도 하였으나 해소가 되지 않았다고 한다. 이후 나이가 들면서 증상이 경미하여 지낼 만했으나 60세가 넘어서면서 증상이 심해진 것이라고 한다. 하지불안증후 군에 대한 가족력은 부인하였다. P씨의 사례는 불편감이 초기에 는 다리보다는 성기를 주로 포함하는 신체 부위에 나타난 경우로, 처음 시작은 성기 부위로 시작이 되었으나 나중에 다리에도 증상 이 나타난 것으로 보인다. 필자의 연구팀은 이 사례 이전에 하지 불안증후군의 전형적인 증상 패턴을 보이나, 다리와 함께 성기 부 위를 주로 침범하는 4명의 사례를 보고하였고 다른 하지불안증후 군과 마찬가지로 도파민 작용제, 가바펜틴양 제제 및 철분 주사 치료로 증상이 조절이 되었다.[3]

55세 여성 C씨는 저녁만 되면 거의 30분 간격으로 소변을 보 러 가야 한다. 소변이 마려워 보러 가면 막상 소변은 찔끔 나오는 정도이다. 소변을 보고 나면 잔뇨감이나 이물감, 통증은 없다고 한다. 이렇게 매일 저녁마다 자기 전까지 화장실을 10여 차례 정 도 들락날락하게 되니, 잠은 오는데 잠들기가 어렵다고 한다. 그 래서 언제부터인가 아예 10시경이 되면 화장실 변기에 앉아서 졸

3 Shin HR, Han SJ, Jung KY. Restless Genital Syndrome: A Rare Case Series of Four Patients and a Literature Review. *Sleep Med Res*. 2020;11(2):145-148. doi:2020.11.2.145

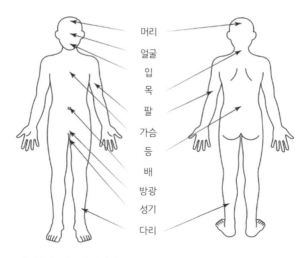

머리
얼굴
입
목
팔
가슴
등
배
방광
성기
다리

그림 27. 하지불안증후군이 나타나는 신체 부위

하지불안증후군 증상은 대체로 다리에서 나타나지만 드물게 머리, 얼굴, 팔, 방광, 성기 등에서 발생하기도 한다.

면서 소변을 찔끔 찔끔 보는 경우가 많다고 한다. 환자는 수면 중에도 3~5번 정도 화장실을 가야 해서 수면의 질이 매우 안 좋아 너무 괴로워하고 힘들어했다. 비뇨기과를 방문하여 소변 및 방광검사를 받았으나 모두 정상이라고 한다. 이 환자의 증상은 하지불안증후군의 4가지 진단 기준에 모두 부합하였고, 도파민 작용제를 처방하였더니 저녁에 소변보는 횟수가 2~3회 정도로 감소하였다. 수면 중의 소변도 1번 정도 감소하여 이제는 너무 만족해하고 있다. 이 환자는 주로 방광을 침범하는 하지불안증후군의 드문 형태의 사례로, 방광불안증후군(restless bladder syndrome)이라고 불린다.

21

하지불안증후군과 야간섭식

•

수면 중, 특히 비렘수면 중에는 뇌의 활동이 전반적으로 감소하면서 포도당의 사용 요구량이 감소한다. 수면 시에는 포도당에 대한 인슐린의 반응도 떨어져서, 수면 중 포도당을 주입하면 깨어 있을 때에 비해 포도당이 급격히 올라간다. 게다가 수면 중에는 포만감을 느끼게 하는 호르몬인 렙틴이 증가한다. 이러한 총체적인 결과로, 어찌 보면 당연한 얘기지만 수면 중에는 식욕이 최저가 된다.[1]

---

1   Inoue Y. Sleep-related eating disorder and its associated conditions. *Psychiatry Clin Neurosci*. 2014;69(6):309-320. doi:10.1111/pcn.12263

따라서, 정상적인 식이를 하는 사람이라면 자다가 일시적으로 깼을 때, 음식을 찾는 경우는 거의 없다.

그런데, 적지 않은 하지불안증후군 환자들이 종종 자기 전 졸린 상태에서 음식을 마구 먹거나, 자다 깨서 비몽사몽간에 음식을 먹기도 하고 또 그것도 모자라 돌아다니거나 이상한 행동을 하는데 아침에는 기억을 거의 못 한다. 63세 여성 J씨는 50대 중반 폐경 이후부터 밤에 자려고 누우면 종아리에 표현하기 힘든 불편한 증상이 나타나기 시작하였다. 자기도 모르게 자꾸 다리를 움직이고 싶어지고 움직여주면 불편한 증상이 일시적으로 완화되는 편이었다. 이런 다리 증상으로 잠들기 어려워 매일 고생을 하다, 5년 전에 다른 병원에서 하지불안증후군으로 진단을 받고 치료를 받으면서 증상이 많이 조절되었다. 그런데 3년 전부터는 증상이 점차 심해져서 약을 증량하기 시작하였으나 도리어 증상이 심해지면서 낮에도 다리 불편 증상이 나타나 일상생활이 힘들어졌다. J씨는 자기 전에 약을 먹고는 잘 때는 그런대로 잠에 바로 드는데, 1~2시간 정도 자고 나서 깨면 다시 잠들기 어려웠다. 잠에서 깨서 일어나 졸린 상태에서 밥을 배부를 때까지 먹고 다시 잠을 잤다. 밥도 먹고 냉장고 안의 먹을 수 있는 것은 이것 저것 다 먹었다. 배가 고파서 먹는 것이 아니라 그냥 강박적으로 배가 꽉 찰 때까지 먹어야 다리 불편감이 좀 줄어들고 그러면 겨우 잠에 다시 들 수 있었다. 식구들이 말려도 소용이 없었고, 그에 아랑곳하지 않고 이런 행동을 반복적으로 했다. 자연히 J씨의 체중은 지난 1년 동안 10킬로그램 정도 불어났고, 아침에는 전혀 입맛이 돌지 않았다.

하지불안증후군 환자들은 밤에 다리에 불편한 증상을 느끼면 이를 해소하는 방편으로 다리를 주무르거나 돌아다니는 경우가 많다. 그런데 일부 환자에서는 위 사례처럼 먹는 것으로 해소를 하는 경우가 있다. 이들은 배가 고파서 먹는 것이 아니라, 자기 의지와는 상관없이 다리를 움직여줘야 하는 것처럼, 거의 무의식적으로 먹을 것을 찾아서 먹는다. 그렇게 먹으면 다리의 불안감과 불편감이 줄어들고 배가 차면 포만감과 함께 다시 잠을 이루는 경우가 많다. 이처럼 잠들고 나서 잠시 깬 후 다시 잠들기 전까지 음식을 섭취하는 것을 야간섭식(nocturnal eating)이라고 한다.

미국 연구팀의 조사에 의하면, 88명의 하지불안증후군 환자 중 61퍼센트에서 야간섭식이 있다고 한다.[2] 야간섭식은 자다가 깨서 먹는 것을 말하는데 밥, 빵, 과자, 케이크 및 고기 등을 냉장

---

2 Howell MJ, Schenck CH. Restless Nocturnal Eating: A Common Feature of Willis-Ekbom Syndrome (RLS). *J Clin Sleep Med*. Published online August 15, 2012. doi:10.5664/jcsm.2036

고에서 꺼내서 먹는다. 식구들이 말려도 잘 듣지 않고 때로는 화를 내기도 한다. 다음날 아침 자신이 간밤에 음식을 먹었던 것을 기억하곤 안 그래야지 하지만 밤에 다리 증상이 생기면 어쩔 수 없이 다시 먹는 것이 반복된다.

그런데 야간섭식을 보이는 하지불안증후군 환자의 약 절반 정도에서는 냉동피자 등 바로 먹을 수 없는 것을 먹으려고 하고, 여기저기 돌아다니면서 이상한 행동까지 하면서 아침에 전혀 기억을 하지 못하는 경우가 있는데 이를 수면관련섭식장애(sleep related eating disorder)라고 한다. 수면관련섭식장애는 하지불안증후군 환자의 30퍼센트 정도에서 동반된다고 알려져 있으며, 특히 졸피뎀 계열의 수면제를 복용하였을 때 그 발생 위험이 높아진다.[3]

82세 남성 Y씨는 1년 전부터 잠들기 어렵고 자주 깨는 불면 증상으로 개인의원에서 수면제인 졸피뎀을 처방받아 간간히 복용하고 있다. 그런데 가족들이 보기에 밤에 이상한 행동을 해 필자

3 Howell MJ, Schenck CH. Restless Nocturnal Eating: A Common Feature of Willis-Ekbom Syndrome (RLS). *J Clin Sleep Med*. Published online August 15, 2012. doi:10.5664/jcsm.2036.
   Provini F, Antelmi E, Vignatelli L, et al. Association of restless legs syndrome with nocturnal eating: A case-control study. *Mov Disord*. 2009;24(6):871-877. doi:10.1002/mds.22460

의 수면클리닉을 방문하였다. 얘기를 들어보니, 수면제를 먹고 자다가 일어나서는 이 방 저 방 돌아다니기도 하고, 거실에서 TV를 만지작거리기도 하고, 새벽 3시경인데 현관문을 열었다 닫았다 하는 등 이상 행동이 종종 나타났다. 다음날 아침 Y씨는 간밤에 있었던 일을 전혀 기억하지 못했다. 문진을 해보니, Y씨는 잠자리에 들기 위해 누우면 양다리가 탁탁 튀고 콕콕 쑤시는 증상, 벌레가 기어가는 것 같은 증상으로 잠들기 어렵다고 했다. 이런 증상이 나타날 때면 다리를 쭉 뻗게 되고 그러면 조금은 나아졌다. 하지만 이런 상태로는 도저히 잠을 잘 수 없었다. 필자는 이 환자를 하지불안증후군으로 진단하고 수면제 대신에 도파민 작용제를 처방하였고 Y씨는 수면제 없이 잠을 잘 자고, 당연히 수면제에 의한 이상 행동도 나타나지 않게 되었다.

이 사례처럼 하지불안증후군 환자가 일차불면증인 줄 알고 졸피뎀 계열 수면제를 복용한 경우의 80퍼센트에서 기억상실을 동반하는 수면관련섭식장애가 잘 나타난다. 흥미롭게도 일차불면증 환자들은 졸피뎀 수면제를 먹어도 수면관련섭식장애가 한 명도 나타나지 않았다. 또한, 수면관련섭식장애를 보이는 환자의 약 4분의 3은 하지불안증후군이 있었는데, 졸피뎀 계열 수면제를 복용한 경우가 많았다.

그렇다면 어떤 이유로 하지불안증후군에서 이런 섭식장애가 잘 나타나는 것일까? 왜 수면 중에는 식욕이 사라져야 하는데 어떤 하지불안증후군 환자들은 식욕이 되살아나는 것일까? 이에 대한 정확한 기전은 아직 모른다. 다만, 먹는 증상이 저녁에만 나타난다는 점, 다리 증상이 심할 때 나타난다는 점, 제어가 안 되면서 강박적으로 먹는다는 점, 도파민 작용제로 잘 조절이 된다는 점, 그리고 다리 증상이 호전되면 같이 좋아진다는 점 등을 볼 때 이것도 하지불안증후군의 비운동증상 중 하나가 아닐까 하는 추측을 하게 한다. 수면관련섭식장애는 아마도 졸피뎀의 선택적인 기억 및 집행기능 억제에 의한 탈억제 현상이 아닐까 추정하고 있다. 따라서 치료로는 먼저 졸피뎀 수면제를 중단해야 하며, 하지불안증후군의 증상을 잘 조절하는 것이 필요하다. 하지불안증후군을 자칫 일차불면증으로 오인하여 졸피뎀을 처방하면 하지불안증후군은 조절되지 않으면서 야간섭식장애 등과 같은 부작용이 나타날 수 있으므로 항상 주의해야 한다. 또한, 야간섭식장애를 호소한다면 하지불안증후군의 가능성은 없는지 반드시 확인하는 것이 필요하다.

22

소아청소년의 하지불안증후군

하지불안증후군은 성인뿐만 아니라 소아에서도 비교적 흔하게 볼 수 있다. 소아의 하지불안증후군 유병률은 2~4퍼센트 정도이고, 이 중 반 정도가 치료를 필요로 하는 정도의 증상을 가지고 있다. 성인과 다르게 남녀 간의 차이가 없으며, 가족력은 70퍼센트 이상에서 나타나 성인보다 다소 높은 편이다.[1]

1 Picchietti D, Allen RP, Walters AS, Davidson JE, Myers A, Ferini-Strambi L. Restless Legs Syndrome: Prevalence and Impact in Children and AdolescentsThe Peds REST Study. *Pediatrics*. 2007;120(2):253-266. doi:10.1542/peds.2006-2767

소아도 성인과 마찬가지로 다리 증상으로 인해 수면에 영향을 준다. 보통 아이들이 자기 전에 다리가 아프다고 부모에게 주물러 달라고 하는 것이 증상의 시작이다. 아이들은 워낙에 수면 항상성이 높기 때문에 다리를 좀 주물러주면 웬만하면 10~20분 안에 잠이 든다. 그러나 다리 증상이 심하면 성인과 마찬가지로 밤새 고생하기도 한다. 대개 처음에는 소아에서 흔한 성장통이려니 하고 별 신경을 쓰지 않는 경우가 많고, 소아과에 가도 성장통이라는 소리를 듣는 경우가 많다. 성장통과 소아의 하지불안증후군은 주로 발생하는 나이대도 비슷하고 다리 증상도 비슷하여 구분하기가 쉽지 않다. 또한 두 질환의 진단 기준이 상당히 겹치고, 또 두 질환이 같이 있는 경우도 많다.[2] 그러나 하지불안증후군은 성장통처럼 청소년기에 접어들면서 저절로 사라지지 않고 성인기로 이행한다는 점, 주간에 행동 장애와 이로 인한 학습 장애를 초래할 수 있다는 점에서 임상적으로 보다 더 중요하다. 아이들이 자기 전에 다리를 주물러 달라고 한다면 부모들은 혹시 하지불안증후군은 아닌지 세심히 살필 필요가 있다.

---

2   Walters AS, Gabelia D, Frauscher B. Restless legs syndrome (Willis-Ekbom disease) and growing pains: are they the same thing? A side-by-side comparison of the diagnostic criteria for both and recommendations for future research. *Sleep Med*. 2013;14(12):1247-1252. doi:10.1016/j.sleep.2013.07.013

소아 하지불안증후군의 전형적인 사례를 소개한다. 초등학교 5학년인 영희(가명)는 세 살 때부터 낮에는 괜찮은데 꼭 자기 전에 양쪽 다리에 벌레가 기어 다니는 듯한 불편한 느낌이 들어 부모가 주물러줘야만 잠에 들 수 있었다. 때로는 수면 중에도 다리에 불편한 증상이 있어 깰 때도 있고 그럴 때마다 주물러줘야 다리가 편안해져서 잠을 잘 수가 있었다. 그동안 한의원에서 여러 차례 치료를 받아 보았으나 차도는 없었다. 밤이 되면 증상이 심해져서 잠을 자기 위해 운동을 해서 피로를 유발한다고 한다. 2년 전부터는 다리 증상이 많이 심해졌으며, 작년부터는 24시간 가까이 증상이 지속되었고 이로 인하여 학교를 결석하는 일이 잦아지고 학교에 나가도 조퇴를 하고 돌아오는 경우가 많아져서 실질적으로 학교를 거의 못 다니는 상태가 되었다. 최근에는 서울 소재 대학병원 소아정신과에서 뇌파검사 및 여러 가지 검사를 받아 보았으나 이상이 없었다고 하고, 리보트릴을 처방받아 복용하였으나 전혀 호전이 없었다.

진료실에서 처음 본 영희는 발랄한 표정에 자신의 의사를 조곤조곤 아주 잘 표현하였다. 보통은 부모들이 아이의 증상을 얘기하는데, 영희는 스스로 자기의 증상을 웬만한 어른보다도 더 조리 있게 설명하였다. 그런데 자신의 증상을 얘기하면서도, 영희는 의자에서 다리를 가만두지 못하고 계속해서 부산하게 움직이며 양손으로는 허벅지를 끊임없이 치는 모습을 보였다. 왜 그러냐고 물어보니 다리가 불편해서 이렇게 아프게 쳐야 불편감이 사라진다고 답했다. 급기야는 일어서서 서성거리면서 자신의 얘기를 이어갔다.

임상 경험상, 오전인데도 이런 정도의 다리 불편감이면 저녁에는 전혀 앉아 있을 수가 없겠구나 하는 생각이 들었다. 아이가 학교를 거의 다니지 못할 정도였다는 말이 이해가 되었다. 보통 어려서 하지불안증후군이 발생하는 경우는 가족력이 있는 경우가 많은데 아이의 가족 중 하지불안증후군 증상을 보이는 사람은 없었다. 신체 발달 상태는 양호한 편이었다. 혈액검사에서 빈혈은 없었으나 혈청 페리틴이 46ug/dl, 철포화도 32.1퍼센트로 다소 낮아 철분 치료를 하기로 하였다. 철분 주사를 맞고 한 달 후에 본 영희! 이제 학교에 가서 교실에서 가만히 앉아서 공부도 하고 밤에는 한두 번 주물러주면 바로 잠이 든다고 한다. 추적한 페리틴은 233ug/dl로 상당히 올라가 있는 상태라 3개월 후에 보기로 하였다. 그동안 다리 증상으로 너무나 힘들게 하루하루를 보내야 했던 영희와 부모들이 행복해하는 모습을 보니 잔잔한 감동이 느껴졌다.

소아에서 하지불안증후군의 치료는 연구가 아직 많이 되어 있지 않다. 소아 환자에서는 경구용 철분 제제(황산철)를 3~6개월 복용하면 증상이 좋아지는 경우가 많다. 다만, 변비, 위장관 장애 등의 부작용이 나타날 수 있다. 철분 주사 치료는 소수의 증례가 있지만 보편적으로 사용하지는 않는다. 그 외에 성인에게 처방하는 도파민 작용제, 가바펜틴양 제제 등은 중등도 이상의 증상을 보이는 경우에 주의해서 사용할 수 있다.

소아 하지불안증후군은 성인과 달리 수면 문제보다 행동 장애로 인한 영향이 더 크고 심각하다. 수업 시간에 가만히 앉아 있기 힘들어 자꾸 다리를 떨거나 엉덩이를 들썩거리며 부산하게 되니 자연히 학업에 집중하지 못해 학교 성적이 떨어지기도 한다. 다리 증상이 심한 초등학생의 경우에는 자제를 하지 못하고 돌아다니기까지 하기 때문에 학교에서 주의력결핍과잉행동장애(ADHD)로 오해를 받고 치료를 권유받는 사례도 적지 않다. 중고등학생인 경우에는 저녁에 책상에 앉아서 공부하기가 어려워 학업에 지장을 많이 받는다.[3]

ADHD는 하지불안증후군의 행동 장애 증상과 유사하고, 소아 하지불안증후군 환자의 25퍼센트에서 ADHD가 있으며, 반대

3   Silvestri R, DelRosso LM. Pediatric Restless Legs Syndrome. *Sleep Med Clin*. 2021;16(2):305-314. doi:10.1016/j.jsmc.2021.02.006

로 ADHD 환자의 33~43퍼센트에서 하지불안증후군이 동반되기 때문에 두 질환을 명확히 구분하기 어려운 경우가 많다.

하지불안증후군인데 ADHD로 판단한 사례가 있어 여기서 소개하고자 한다. 23세 남성 M씨는 정신과에서 ADHD로 진단받고 6개월째 관련 약을 먹고 있었다. 자신이 느끼기에 집중력과 작업기억(M씨의 표현이다)이 떨어지고, 가만히 있기가 힘들어 혹시 ADHD 아닌가 해서 정신과의원을 방문하였다고 한다. 그런데 약을 먹어도 증상의 변화가 없자 필자가 있는 클리닉에 방문하였다. 병력을 들어보니, 다리의 불편한 증상은 초등학교 저학년 때부터 느끼기 시작했지만 중고등학교까지는 그런대로 견딜 만했다고 한다. 그런데 3년 전부터 본격적으로 다리 증상을 느끼면서 점차 힘들어졌다는 것이다. 자기 전에 다리의 불편한 증상으로 잠들기가 어려웠고, 계속 이불을 뒤척이며 움직이면서 잠을 청한다고 한다. 최근 6개월 전부터는 낮에도 다리 불편감이 있어서 다리를 가만두지 못하고, 계속 다리를 떨어야 편안한 느낌이 들었으며, 수업 시간에는 좀이 쑤시고 일어나고 싶은 충동이 강하게 들어 집중할 수 없었다. 비행기 탈 때마다 너무 힘들어 이제는 해외여행은 하고 싶지 않다고 한다. 환자에게 ADHD 약을 중단하고 하지불안증후군 치료를 하자고 제안했더니, ADHD 약을 끊는 것이 불안하다고 하여, 우선은 두 가지 약제를 동시에 먹어보라고 권했다.

환자는 도파민 작용제 복용 후 다리 증상이 매우 좋아졌고 밤에도 편안히 잘 수 있게 되자, 스스로 ADHD 약을 중단하였다.

ADHD 외에도 소아 하지불안증후군에서는 우울, 불안, 사건수면(수면 중 돌아다니거나 잠꼬대 등 이상행동을 보이는 수면장애)이나 적대적 반항장애 등 다양한 질환과 공존하거나 헷갈릴 수 있으므로 세심한 주의가 필요하다. 자폐스펙트럼장애는 하지불안증후군이 일반 아이들보다 높게 나타난다. 따라서 자폐스펙트럼장애 아이가 자기 전에 잠투정이 심한 경우에는 하지불안증후군이 동반되었을 가능성도 고려해야 한다.

후기

책이 출간될 무렵 영희의 상태

첫 철분 주사의 효과가 매우 좋았으나 안타깝게도 영희는 약간의 과민반응 증상이 나타났다. 피부 발진은 없었으나 2~3일간 전신 열감이 있었던 것이다. 이런 경우 두번째 주사를 맞으면 과민반응이 훨씬 심하게 나타나므로 더 이상 철분 주사를 맞기가 어렵게 되었다. 이후 경구용 철분 제제로 치료를 시도해 보았으나 페리틴은 잘 오르지 않고 영희의 증상은 치료 전보다는 좀 낫지만 많이 힘든 상태가 되었다. 소아를 위한 효과적인 약물치료제가 나오기를 기대한다.

23

하지불안증후군과 인지기능

연세가 있는 하지불안증후군 환자들은 종종 "제가 하지불안증후군 때문에 치매가 걸릴까 걱정이에요"라며 호소한다. 하지불안증후군 환자는 밤에 못 자고, 낮에는 다리 증상 및 우울감으로 인지기능 수행에 지장을 받을 가능성이 있다. 또한, 소아청소년기의 하지불안증후군은 과잉행동 장애로 주의력이 떨어져서 학업에 지장을 받는다는 사실은 앞에서 설명하였다. 그러면, 하지불안증후군은 정말로 인지 장애를 초래하는지 살펴보자.

인지 기능이란 새로운 지식을 습득하고 이해하며 이를 바탕으로 추론하고 적절한 선택과 결정을 할 수 있는 지적 능력이다. 인지 기능은 주의력, 집행 기능, 지각운동 기능, 학습과 기억, 언어 및 사회 인지 등으로 구분할 수 있으며, 이 기능들이 독립적으로 혹은 서로 협업하면서 작동을 하여 인지상태를 정상적으로 유지한다.

존스홉킨스 의과대학 연구팀은 하지불안증후군 환자들이 성, 연령이 비슷하지만 수면장애가 없는 대조군에 비해 전두엽 집행 기능이 떨어진다고 처음 보고하였다.[1] 전두엽 집행 기능은 사고, 추론 및 계획하고 실행하는 기능으로, 비유하자면 일에 집중할 수 있게 적절히 억제하는 최고경영자, 즉 CEO 역할이라 할 수 있다. 전두엽 집행 기능은 수면 부족이나 장애에 가장 취약한 영역으로 알려져 있다. 이 연구에 참여한 환자들은 중등도 이상의 증상을 보였으며, 수면시간도 대조군에 비해 약 90분 정도 적었다.

앞서 얘기했듯이 하지불안증후군 환자들은 수면 부족으로 인지 기능이 감소될 수 있다는 점을 감안하여 이 연구팀은 대조군에게 2주간 잠을 평소보다 2시간 적게 자게 한 다음 다시 한 번 연구를 진행했다(따라서 두 집단의 수면 시간에는 차이가 없어졌다). 그랬더니 이번에는 하지불안증후군 그룹이 잠이 부족한 정상 대조군보다

---

1   Pearson VE, Allen RP, Dean T, Gamaldo CE, Lesage SR, Earley CJ. Cognitive deficits associated with restless legs syndrome (RLS). *Sleep Med*. 2006;7(1):25-30. doi:10.1016/j.sleep.2005.05.006

주어진 시간 안에 단어 나열하기(예를 들어 동물 이름 대기 등. 이는 전두엽 집행 기능 중 하나이다)를 더 잘 수행했다.[2]

그 이후 여러 연구에서 하지불안증후군에서 인지 기능이 떨어진다는 결과와 대조군과 차이가 없다는 연구 결과가 팽팽히 맞섰다.[3] 우리 연구팀이 시행한 연구에서는 중등도의 치료받지 않은 하지불안증후군 환자가 정상인보다 오히려 단어 나열하기를 좀 더 잘 수행했다.[4] 지금까지 발표된 연구들을 정리해보면, 증상이 경미한 경우에는 인지 기능이 정상인과 차이가 없었고 증상이 심한 경우에만 인지 기능이 떨어졌으며 주로 전두엽 집행 기능과 주의력 기능이 감소된 것으로 나타났다.

우리 연구팀은 전두엽 집행 기능보다 작업 기억에 주목했다.

2   Gamaldo CE, Benbrook AR, Allen RP, Oguntimein O, Earley CJ. A further evaluation of the cognitive deficits associated with restless legs syndrome (RLS). *Sleep Med*. 2008;9(5):500-505. doi:10.1016/j.sleep.2007.07.014

3   Jung KY. Cognition in Restless Legs Syndrome. *J Sleep Med*. 2015;12(1):1-6. doi:10.13078/jsm.15001.
Wang S, Zheng X, Huang J, et al. Restless legs syndrome and cognitive function among adults: a systematic review and meta-analysis. *J Neurol*. 2023;270(3):1361-1370. doi:10.1007/s00415-022-11484-2

4   Moon YJ, Song JY, Lee BU, Koo YS, Lee SK, Jung KY. Comparison of Cognitive Function between Patients with Restless Legs Syndrome and Healthy Controls. *Sleep Med Res SMR*. 2014;5(1):20-24.

작업 기억이란 이해하고 학습하고 추론하는 등의 복잡한 인지 기능을 수행할 때 필요한 정보를 일시적으로 저장하고 조작하는 인지 시스템을 말한다. 하지불안증후군 환자들은 다리 증상으로 인한 불편감과 ADHD와 비슷한 주의력 장애 때문에 작업 기억이 감소할 것이라 추론하고 이에 대한 심층 연구를 수행하였다. 우선 이전에 연구된 결과들을 살펴보니, 3편의 연구에서 작업 기억이 떨어졌다고 보고하였지만 나머지 대다수는 작업 기억에 차이가 없다고 보고하였다. 이에 우리 연구팀은 기존의 종이와 펜으로 하는 검사보다는 보다 객관적이고 정량적으로 뇌의 인지 정보 처리를 파악할 수 있는 뇌파를 이용하여 작업 기억 이상 여부를 살펴보기로 하였다. 피험자가 작업 기억 과제를 수행할 때 뇌파를 측정하여 뇌파의 활성 패턴을 분석하는 방법인데, 이를 사건관련 전위(event-related potential, ERPs)라고 한다.[5] 종이와 펜으로 시험을 보는 것처럼 진행하는 신경심리검사에 비해서, 사건관련전위는 반응 속도를 탐지할 수 있고 정보 처리 과정 및 뇌가 작용하는 영역을 파악할 수 있어 인지신경과학에서 대단히 많이 사용되는 방법이다.

---

5   대한뇌파연구회, "뇌파를 이용한 사건관련전위분석", 『뇌파분석의 기법과 응용: 기초에서 임상연구까지』, 개정판. 대한의학; 2023:186-208.

우리는 피험자들에게 스턴버그 작업 기억 과제(Sternberg working memory task)를 하도록 하면서 뇌파를 측정하였다. 스턴버그 과제는 1~9까지의 숫자 2~4개를 무작위로 모니터에 천천히 보여주고(이 때 피험자는 모니터에 나온 숫자를 기억하고 있어야 한다. 이 순간 작업 기억이 작동된다), 잠시 후 무작위로 하나의 숫자를 제시해 그 숫자가 모니터에 제시되었던 것인지 아닌지를 판단하게 하는 간단한 과제이다. 처음에 보여준 숫자는 기억을 하기 위해 부호화를 한 다음 메모리 버퍼에 임시로 저장해 놓는다. 그런 다음에 문제로 제시된 숫자가 나오면 이 숫자와 메모리 버퍼에 저장된 숫자를 하나씩 스캔하면서 비교한다. 만일 같은 숫자가 있으면 '예'를, 같은 숫자가 없으면 '아니오'로 답변한다. 이것이 작업 기억이 작동하는 원리이다.

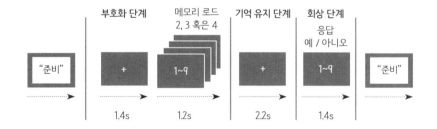

그림 28. 스턴버그 작업 기억 과제

화면에 1.2초 간격으로 숫자가 나오면 차례로 기억해 둔다(부호화 단계). 숫자는 2개에서 4개까지 순차적으로 나온다. 그리고 나서 2.2초간 속으로 암기를 하게 한다(기억 유지 단계). 이어서 회상 단계에서는 좀 전에 본 숫자가 나왔는지 여부를 응답한다.

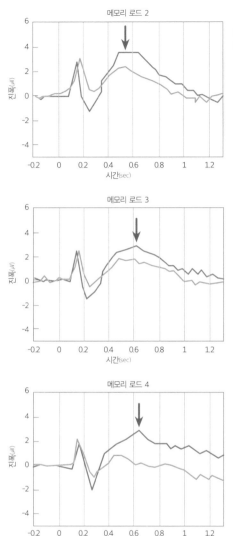

그림 29. 스턴버그 작업 기억 과제 수행 중의 사건관련전위

하지불안증후군 환자들은 정상인에 비해 작업 기억 뇌파 반응이 떨어진다. 전반적으로 뇌파의 진폭이 감소되어 나타난다. 특히 메모리 로드가 높아질수록 그 차이는 더욱 커진다.

출처: Kim SM, Choi JW, Lee C, et al. Working memory deficit in patients with restless legs syndrome: an event-related potential study. *Sleep Medicine*. 2014;15(7):808-815.에서 변형

숫자 2개를 불러줄 때는 비교적 쉽지만 3개, 4개로 메모리 로드를 올리면 점차 어려워진다(《그림 28》).

사건관련전위 연구를 통해서 우리 연구팀은 놀라운 결과를 발견하였다. 우선 두 집단에서 숫자를 맞히는 정확도는 96퍼센트 이상으로 모두 잘 맞혔고 차이가 없었다. 그렇다면 하지불안증후군 환자의 작업 기억은 문제가 없는 것 아닌가 하는 의문이 든다. 하지만 자세히 살펴보니 그렇지 않았다. 반응 시간에서 큰 차이를 보인 것이다. 반응 시간이란 문제를 내고 버튼을 눌러 정답을 맞히는 데까지 걸리는 시간이다. 사건관련전위 검사를 하면 컴퓨터로 반응 시간을 밀리초(msec, 1000분의 1초) 단위로 정확히 측정 가능하다. 하지불안증후군 환자들은 대조군에 비해 반응시간이 상당히 느렸다(정상인 657msec vs. 하지불안증후군 852msec).

그뿐만 아니라 두정엽의 P300 성분이 모든 메모리 로드에서 현저히 차이가 났다(《그림 29》). P300 성분은 작업 기억을 수행할 때 주의를 집중해서 메모리 버퍼를 스캔하고 확인하는 기능과 관련이 있는데 하지불안증후군은 이런 작업을 수행하는 데 어려움을 겪는다는 것을 알 수 있었다. 하지불안증후군 환자들은 표면적으로는 작업 기억을 정상인처럼 잘 수행하지만(그래서 보통의 신경심리검사에서는 정상으로 나타나지만) 뇌에서는 주의력을 끌어 모으기가 힘들고 관련 정보 처리가 잘 되지 않아 사실상 한참 뜸을 들이고서야

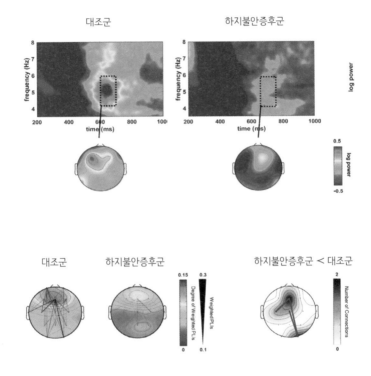

그림 30. 하지불안증후군 환자의 작업 기억 처리

(위) 정상인에 비해 작업기억을 수행할 때 세타파가 적게 나온다. (아래) 작업기억 수행에 중요한 전두엽과 두정엽의 연결이 감소해 있다.

출처: Cha KS, Sunwoo JS, Byun JI, et al. Working memory deficits in patients with idiopathic restless legs syndrome are associated with abnormal theta-band neural synchrony. *Journal of Sleep Research* . 2021;30(5):e13287. doi:10.1111/jsr.13287에서 변형.

문제를 맞혔던 것이다.

계속해서 우리 연구팀은 뇌파의 진동에서 특정 영역 및 영역 간 연결성을 분석해 보았다. 세타 밴드(4~8Hz)는 기억 처리 과정에서 주된 뇌파 진동이다. 해마(기억에서 가장 중요한 뇌 영역)에서 부호화된 기억 자취를 통해 기억을 회상하는 데 세타 진동은 아주 중요한 역할을 한다. 특히, 전두엽과 해마 사이는 세타 진동으로 정보를 실어서 주고받는다. 핸드폰의 주파수로 우리가 서로 무선 통신을 하는 것과 비슷한 원리라고 생각하면 된다.

우리 연구팀은 자극 제시 후 600~700msec 근처에서 전두엽으로부터 강한 세타 진동이 나오는 것을 확인하였는데, 이는 작업 기억 과정을 처리하면서 나오는 것이었다. 예상했던 대로 하지불안증후군 환자들은 대조군에 비해 전두엽 세타 진동이 거의 나오지 않았다. 그렇기 때문에 해마에 저장된 기억들을 스캔하고 끄집어내는 데 어려움을 겪었으리라 추정할 수 있다.

다음으로 우리는 이 전두엽 영역과 뇌의 다른 영역 간의 세타 진동 연결 정도를 분석하였다. 하지불안증후군이 없는 일반인들은 전두엽과 측두엽, 두정엽이 활발히 연결되었는 데 반해, 하지불안증후군 환자들은 특히 전두엽-두정엽 연결이 미약하였다. 전두엽-두정엽 연결은 전두엽이 최고경영자로서 기억을 회상할 때 하향식 조절(top-down control)을 한다는 것을 의미하는데 하지불

안증후군 환자들은 이런 전두엽의 하향식 조절이 잘 안 되는 것이다.[6]

최근 뇌과학에서도 인공지능을 이용한 연구가 활발히 진행되고 있다. 그래서 우리는 연세대학교 김경환 교수팀과 함께 '설명 가능한 딥러닝 기법'을 이용하여 하지불안증후군 환자들의 작업 기억에서 일반인과 차이가 나는 뇌 영역을 찾는 시도를 하였다. 이번에는 자극 제시 후 비교적 초기인 150~250msec 시간대를 조사하였다. 그 이유는 해마에 임시 저장된 자극과 들어오는 자극에 대해 비교하고 탐색하는 시간으로 작업 기억에서 중요한 절차이기 때문이다. 보통 딥러닝을 시키면 신경망을 통과하여 최종 분류를 하기는 하지만 왜 그렇게 분류하였는지 사람은 알 수 없다는 것이 단점이다. 이런 단점을 극복하고 왜 인공 신경망이 그렇게 답을 하였는지를 알 수 있게 하는 방법이 설명 가능한 딥러닝 기법이다. 우리 연구팀은 94퍼센트의 정확도로 정상인과 하지불안증후군 환자를 구분하는 뇌 영역을 찾아냈다. 그 영역들은 주로 시각 정보를 처리하는 영역(주로 후두엽, 두정엽)과 집행 기능을 수행

6   Cha KS, Sunwoo JS, Byun JI, et al. Working memory deficits in patients with idiopathic restless legs syndrome are associated with abnormal theta-band neural synchrony. *J Sleep Res*. 2021;30(5):e13287. doi:10.1111/jsr.13287

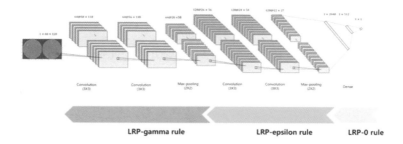

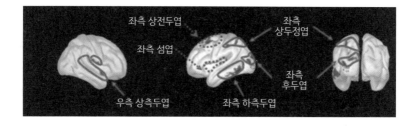

그림 31. 딥러닝을 이용한 하지불안증후군의 특성

뇌파 데이터의 딥러닝으로 94퍼센트 정확도로 하지불안증후군과 정상인을 구분한 연구 결과. 하지불안증후군은 시각정보 처리와 전두엽 집행기능에서 차이가 나는 것을 확인하였다.

출처: Kim M, Kim H, Seo P, Jung KY, Kim KH. Explainable Machine-Learning-Based Characterization of Abnormal Cortical Activities for Working Memory of Restless Legs Syndrome Patients. *Sensors*. 2022;22(20):7792. doi:10.3390/s22207792 에서 변형

하는 전두엽 영역으로 작업 기억을 담당하는 뇌 영역과 상당히 겹쳤다. 말하자면 하지불안증후군 환자들은 이 영역들의 효율적이지 못한 정보 처리가 작업 기억 능력을 감소시키는 것으로 보인다.

이상과 같이 하지불안증후군에서 작업 기억 능력이 떨어짐을 알 수 있었다. 그렇다면 치료를 잘 받으면 작업 기억이 정상 수준으로 회복될 수 있을까 하는 의문이 든다. 이런 의문을 가지고 도파민 작용제 치료 전후로 사건관련전위 검사를 해보니, 환자들은 3개월 후에 하지불안증후군 증상이 확실히 호전되면서 동시에 작업 기억이 거의 일반인 수준으로 향상되는 것을 알 수 있었다. 작업 기억의 향상은 특히 전두엽 P300 진폭의 증가와 관련이 있어서, 우리 연구팀은 전두엽의 하향식 조절이 향상되면서 작업 기억이 좋아진 것으로 판단하였다.[7]

하지불안증후군에서 작업 기억에 대한 우리의 연구를 종합하여 다음과 같은 결론을 내릴 수 있다.

첫째, 하지불안증후군 환자는 작업 기억 능력이 떨어진다. 그러나 행동학적으로는(즉, 표면적으로는) 차이가 나지 않는다. 다만, 미

7 Jung KY, Kim SM, Song JY, et al. Sternberg working memory performance following treatment with pramipexole in patients with moderate-to-severe restless legs syndrome. *Sleep Med*. 2015;16(6):703-708. doi:10.1016/j.sleep.2014.10.025

묘한 정보 처리 속도가 차이가 날 뿐이다(이것은 사람의 감각으로는 그 차이를 느끼지 못한다).

둘째, 작업 기억의 회상 단계에서 들어오는 자극에 선택적으로 집중하고 이를 기존의 저장된 기억과 비교하는 단계에서 문제가 발생한다.

셋째, 시각 영역에서 들어오는 시각 정보를 전두엽의 하향식 조절을 통해 최종적인 기억을 인출하는 데 효율적이지 못하다.

넷째, 감소된 작업 기억 능력은 적절한 약물 치료로 하지불안 증후군 증상 호전과 함께 일반인 수준으로 회복이 된다.

이제 질문에 답변을 할 차례이다. 하지불안증후군 환자의 인지 기능은 수면 부족, 우울증, 그리고 주의력 장애 등에 의해서 감소할 수 있다. 많은 연구에서 경미한 경우에는 인지 기능에 문제가 되지 않지만, 증상이 심한 경우에는 전두엽 기능이 떨어질 수 있음을 보고한다. 인지 기능 감소는 치료에 의해서 호전이 되므로, 적절한 치료로 증상을 잘 조절하면 정상적인 인지 기능을 회복할 수 있다. 따라서 하지불안증후군은 단기적으로는 치매하고는 무관하니 막연한 걱정은 하지 않아도 된다. 그러나 장기간 하지불안증후군을 제대로 치료하지 않으면 수면의 질이 떨어지고 이로 인하여 치매의 위험이 증가할 수 있으므로, 증상이 의심되면 정확한 진단을 받고 하루라도 빨리 치료를 시작하는 것이 좋다. 실제로 최근 국내 연구팀이 발표한 연구 결과를 보면, 60세 이상 노인에서 처음 발생한 하지불안증후군을 10년 정도 관찰하였더니 하지불안증후군이 없는 집단에 비해서 치매 발병이 46퍼센트 정도 높게 나타나서, 하지불안증후군과 치매의 연관성을 시사하였다.[8] 하지만 이 연구는 하지불안증후군과 치매의 연관성을 본 결과이지, 하지불안증후군이 치매의 원인이다 혹은 치매를 일으킨다라는 인과 관계를 의미하는 것은 전혀 아니다. 하지불안증후군이 치매의 위험 인자로 역할을 하는지는 좀 더 연구가 필요하다.

8   Kim KY, Kim EH, Lee M, Ha J, Jung I, Kim E. Restless leg syndrome and risk of all-cause dementia: a nationwide retrospective cohort study. *Alzheimers Res Ther*. 2023;15(1):46. doi:10.1186/s13195-023-01191-z

24

하지불안증후군에 대한 오해와 진실

불과 10년 전만 해도 하지불안증후군은 국내에서는 아직 생소한 질환이어서 신경과 의사가 아니면 잘 알지 못하였다. 그러나 이후 각종 미디어, 인터넷 그리고 유튜브 등을 통해서 하지불안증후군에 대한 정보가 많이 소개되면서 이제는 동네의원의 의사뿐만 아니라 대중들에게도 꽤 많이 알려졌다. 그럼에도 환자들이 잘못 알고 올바른 치료를 받지 못하는 사례를 적지 않게 접한다. 다음은 임상 현장에서 필자가 듣는 하지불안증후군에 대한 흔한 오해들이다.

1. 처음에 약 먹고 너무 좋아져서 완치된 줄 알고 중단하였더니 증상이 다시 생겼다. 완치되는 병이 아닌가?

2. 약을 먹어도 효과가 별로 없다. 여전히 잠이 오지 않는다.

3. 도파민 작용제는 파킨슨병 치료제인데 내가 파킨슨병도 아닌데 기분이 나빠 먹지 않겠다. 또 도파민 작용제를 먹으면 파킨슨병에 걸리는 것은 아닐까 걱정이다.

4. 하지불안증후군은 다리의 혈액 순환 장애로 생기는 것 아닌가? 그래서 마그네슘이 도움이 될 것 같아 복용하고 있다.

5. 철분 주사를 맞으면 완치될 것 같아 (무조건) 철분 주사 맞으러 왔다.

6. 철분 부족이 원인이므로 치료제를 먹지 않고 철분이 들어있는 영양제를 먹겠다.

7. 하지불안증후군이 조절이 안 되면 치매에 걸릴까 봐 걱정이다.

8. 수면다원검사에서 주기적사지움직임 증상이 보여 하지불안증후군으로 진단받고 치료중이다.

그럼 이제부터 팩트 체크를 해보자.

1. 처음에 약 먹고 너무 좋아져서 완치된 줄 알고 중단하였더니 증상이 다시 생겼다. 완치되는 병이 아닌가?

안타깝지만 아직까지 하지불안증후군을 근절하는 치료법이나 약제는 없다. 다만 증상을 조절할 수 있는 약제만 있을 뿐이다. 하지불안증후군은 거의 평생 지속되는 만성 신경계 질환으로 약물 및 비약물 요법으로 적절히 증상을 잘 관리하여 일상생활을 영위해 나갈 수 있도록 하는 것이 중요하다. 말하자면 고혈압, 당뇨를 비롯한 다른 많은 만성 질환과 비슷하게 꾸준히 잘 관리하고 조절하는 것이 필요한 질환이다. 다행히도 다른 만성 질환과 달리, 하지불안증후군은 증상 조절이 잘 되고 약에 대한 심각한 부작용도 비교적 적은 편이다. 하지불안증후군은 삶의 질을 심각하게 떨어트릴 수 있는 질환이므로 적절한 관리가 반드시 필요하다. 많은 환자들이 이렇게 약을 올바로 잘 먹으면서 증상을 잘 조절하여 고통에서 벗어난 삶을 살고 있다.

그런데, 정작 약을 먹으면 조절이 잘 되는 경우에도 완치를 목표로 삼은 사람에게는 현재의 상태가 만족스럽지 못하다. 약을 먹으면 몸에 안 좋은 것 아닌가 하는 의구심을 가지고 밤마다 고통스럽지만 약을 최대한 안 먹으려고 노력한다. 이럴 때 필자는 고혈압, 당뇨병의 비유를 들어 설명한다. 고혈압, 당뇨병도 완치되지 않는다. 하지만 약물로 대체로 조절이 잘 된다. 그리고 반드시 조절을 잘해야 한다. 그래야 만성적인 합병증을 예방할 수 있기 때문이다. 마찬가지로 하지불안증후군도 장기간 약물로 잘 조절 해야 한다. 그럼으로써 삶의 질을 유지할 수 있고 장기간 방치되는 수면문제로 인한 이차적인 문제들을 예방할 수 있다.

2. 약을 먹어도 여전히 잠이 오지 않는다.

하지불안증후군은 다리 불편감이 일차 증상이다. 이 다리 증상이 주로 밤에 시작되거나 악화되므로 이로 인하여 잠들기 어렵게 되고 또 숙면을 할 수 없다. 병원에 오는 많은 환자들이 다리 증상보다는 수면 문제 때문에 오게 되고, 수면 문제가 다리 증상보다 더 고통스럽게 한다고 얘기한다. 그렇기 때문에 하지불안증후군 치료를 받으면 자연히 잠도 잘 자기를 기대하게 된다. 맞는 말이다. 약물 치료를 시작하면 다리 증상이 좋아지고 이차적인 수면 문제도 같이 해결되는 경우가 대부분이다.

그러나 환자의 약 20퍼센트 정도에서는 다리 증상이 좋아졌는데도 불구하고 여전히 잠을 잘 못 자는 경우가 있고, 그래서 약을 먹어도 아무 소용이 없다고 느낀다. 왜 그럴까? 하지불안증후군 치료제는 다리 증상을 좋게 해주는 데는 효과가 있지만, 수면제와 같이 직접적으로 잠을 유도하는 효과는 없다(〈그림 32〉). 한마디로 수면제는 아니라는 얘기이다. 따라서 다리 증상이 좋아졌음에도 여전히 잠을 잘 못 자는 것은 하지불안증후군 외에 다른 수면 문제가 동반되어 있는 경우이다. 우리 연구팀이 다리 증상이 호전이 되었음에도 불구하고 이차적인 불면 증상이 좋아지지 않는 경우를 분석해보니, 정신생리성 불면증이 동반이 되었거나 생체시계가 지연된 경우였다(미발표 자료). 이런 경우에는 동반된 불면증이나 생체시계 지연을 같이 치료해야 수면 문제도 해결할 수 있다. 단순히 하지불안증후군만 치료한다고 불면이 저절로 해결되지는 않는다. 하지불안증후군의 증상을 다리 증상과 수면 증상으로 분리해서 잘 파악하고 이에 따라 치료적 접근을 하는 것이 필요하다.

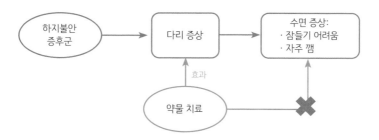

그림 32. 하지불안증후군 약물 치료의 효과

도파민 작용제 등 하지불안증후군 약물 치료를 하면 다리 증상에만 효과가 있을 뿐, 수면 증상에 직접 효과는 없고 다만 이차적인 효과만 있다.

3. 도파민 작용제는 파킨슨병 치료제인데 내가 파킨슨병도 아닌데 기분이 나빠 먹지 않겠다. 또 도파민 작용제를 먹으면 파킨슨병에 걸리는 것은 아닐까 걱정이다.

도파민 작용제는 원래 파킨슨병의 치료로 개발된 약제이다. 이후 하지불안증후군에도 효과가 입증되어 하지불안증후군의 1차 치료제로 사용되고 있다. 파킨슨병은 도파민을 생산하는 신경세포가 장기간에 걸쳐서 서서히 사멸하여, 뇌 안의 도파민이 부족해져서 생기는 신경퇴행성 질환이다. 도파민 작용제로 도파민 수용체를 자극해 도파민 생산을 촉진시키면 파킨슨병의 운동 증상이 적어도 초기에는 좋아질 수 있다. 그러나 말기에 도파민 생산 신경세포가 거의 모두 사멸되면 도파민 작용제는 더 이상 효력을 발휘할 수 없다. 도파민 신경세포 자체가 전혀 남아 있지 않기 때문에 아무리 자극제로 쥐어짜도 도파민이 나올 수 없기 때문이다.

　하지불안증후군은 뇌 안의 철분 부족 그리고 이로 인한 도파민의 조절 장애로 인하여 다리의 충동 증상이 발생하는 신경질환이다. 도파민 작용제는 하지불안증후군에서 도파민의 불균형을 잡아주어 다리 증상을 호전시킨다. 하지불안증후군은 철분과 도파민 외에도 아데노신, 글루타메이트 등 다른 신경전달물질의 영향도 받는다. 따라서 도파민 작용제 외에도 다른 약제들이 하지불안증후군의 증상 조절에 도움이 된다.

아직 논란이 있지만 최근 대단위 역학연구에서 하지불안증후군과 파킨슨병 간에 상호 연관성이 있음이 보고되었다. 파킨슨병 환자들은 일반인에 비해 하지불안증후군 유병률이 약 2배 정도 높다.[1] 역으로 하지불안증후군 환자들을 장기간 추적 관찰해보니, 일반인에 비해 파킨슨병 발생률이 2.5배 정도 높았다.[2] 하지만 아직 두 질환에 대한 연관성을 정확히 설명하지는 못하고 있다. 더구나 위의 연구 결과는 단지 연관성이 있다는 것이지 인과 관계를 설명하는 결과는 아니다. 사실 두 질환은 도파민이라는 공통점 이외에는 질병의 발생 메커니즘과 병의 경과가 완전히 다르다《표 7》.

정리하면, 도파민 작용제는 파킨슨병 외에 하지불안증후군에도 탁월한 효과가 있어 1차 치료제로 사용하는 약이다. 도파민 작용제를 먹는다고 파킨슨병으로 발전하는 것은 아니므로 안심하고 도파민 작용제 치료를 받아도 된다.

1   Fereshtehnejad SM, Shafieesabet M, Shahidi GA, Delbari A, Lökk J. Restless legs syndrome in patients with Parkinson's disease: a comparative study on prevalence, clinical characteristics, quality of life and nutritional status. *Acta Neurol Scand*. 2015;131(4):211-218. doi:10.1111/ane.12307

2   Szatmari S, Bereczki D, Fornadi K, Kalantar-Zadeh K, Kovesdy CP, Molnar MZ. Association of Restless Legs Syndrome With Incident Parkinson's Disease. *Sleep*. 2017;40(2). doi:10.1093/sleep/zsw065

표 7. 하지불안증후군과 파킨슨병의 차이

	하지불안증후군	파킨슨병
발생 원인	뇌의 철분 부족과 이로 인한 도파민 장애. 신경세포의 퇴행성 소실이 없음	도파민을 생성하는 신경세포의 퇴행성 소실
동반 증상	뇌의 퇴행성 변화 없음 치매로 발전하지 않음	뇌의 퇴행성 변화의 진행으로 심한 운동장애 및 치매로 발전
뇌 안의 철분	부족	과다
철분 주사	효과 있음	효과 없음
가바펜틴양 제제	효과 있음	효과 없음

4. 하지불안증후군은 다리의 혈액순환 장애로 생기는 것 아닌가? 그래서 마그네슘이 도움이 될 것 같아 복용하고 있다.

하지불안증후군은 다리에 일차적인 증상을 초래하는 질병이지만 그 핵심 원인은 뇌의 감각 및 운동 조절 영역의 이상이다. 결코 다리의 혈액순환 장애로 발생하는 질환이 아니다. 따라서 말초 혈류를 증가시키는 약제나 영양제는 원칙적으로 하지불안증후군의 증상 조절에는 아무런 영향이 없다. 하지정맥류와 하지불안증후군은 중년 이후 여성에게 비교적 흔하기 때문에 두 질환이 우연히 공존하는 경우가 적지 않다. 하지불안증후군 환자에게 다리에 하지정맥류 소견이 있다 하더라도 그것이 하지불안증후군의 원인은 아니다. 만일 하지정맥류 증상도 같이 심한 정도로 있다면 별도로 치료를 병행해야 한다.

5. 철분 주사를 맞으면 완치될 것 같아 철분 주사를 맞으러 왔다.

하지불안증후군에서 철분 부족은 중요한 병의 발병 기전이다. 따라서 고용량의 철분 주사를 맞으면 하지불안증후군 증상이 개선될 수 있다. 그런데 문제는 모든 환자에게 효과가 있는 것은 아니라는 점이다. 아직 어떤 환자에게 효과가 있는지 명확히 밝혀진 바가 없다. 필자의 연구에 의하면, 페리틴이 아주 낮으면서 젊은 여성인 경우에는 매우 효과가 좋은 편이다. 또한, 심한 빈혈이 있는 환자, 과거 위절제술을 받은 병력이 있는 환자들도 페리틴 수치가 낮은 경우가 많은데 이들 환자에게도 철분 주사의 효과가 좋았다. 그 외의 경우에는 사실 효과가 있을지 치료 전에 예측하기가 어렵다.

클리닉에 방문한 20대 남성 K씨는 유튜브에서 철분 주사를 맞으면 완치된다는 얘기를 들었다며, 필자에게 무조건 철분 주사를 놔줄 것을 요구하였다. K씨의 철분 상태를 보니, 페리틴이 150ug/dL로 정상 범위이었고 철분포화율도 45퍼센트 수준으로 전반적으로 철분 함량은 전혀 부족하지 않았다. 필자의 경험으로 보나 외국의 전문가들의 의견으로 보나 이런 환자들에게 철분 치료는 1차적 치료로 적합하지 않다는 의견이 많다. K씨에게 철분 치료 전에 약제 치료를 먼저 해보자고 권했는데 약간의 저항이 있었지만 잘 따라주어 도파민 작용제로 증상이 잘 조절되고 있다.

철분 주사는 하지불안증후군 환자 10명 중 6명 정도에서만 좋은 효과를 보인다. 철분 주사 치료는 의료진과 잘 상의하여 철분이 아주 낮거나 다른 치료제로 효과가 없을 때 시도해보는 것이 좋다고 생각한다. 또한, 철분 주사를 맞아서 호전된다고 완치되는 것은 아니다. 지속적으로 자신의 증상과 철분 상태를 모니터링하면서 증상 재발 시에 추가적인 철분 주사나 다른 약물 치료가 병행되어야 한다.

6. 철분 부족이 원인이므로 철분이 들어 있는 영양제를 먹는 것이 도움이 된다.

하지불안증후군에서 철분 주사 외에 경구용 철분 제제도 도움이 된다. 경구용 제제는 보통 황산철 325mg을 하루 1회 혹은 2회를 3개월 이상 꾸준히 복용해야 효과를 볼 수 있다. 시중에 판매되는 철분 단독 영양제 혹은 철분이 함유된 영양제의 철분 함량을 보면, 한번 복용하는 제형(정제, 액상 등 모두 포함)의 철분 함량은 12~25mg이 대다수이다. 즉, 임상에서 치료하는 용량보다 훨씬 적게 함유되어 있기 때문에 실질적인 치료 효과가 있을지는 의문이다. 철분 함량이 높은 음식을 잘 섭취하면 도움이 될 것 같지만 마찬가지로 큰 효과를 내기는 어려울 것으로 보인다. 비싸면서 철분 함량이 치료 수준에 훨씬 못 미치는 영양제보다는 정식으로 철분 제제를 처방받아 복용하는 것을 추천한다.

7. 수면다원검사에서 주기적사지움직임 증상이 보여 하지불안증후군으로 진단받고 치료중이다.

가만히 있을 때 다리를 움직이고 싶은 충동이나 불편감이 없는데 수면다원검사에서 주기적사지움직임 소견을 보인다고 하지불안증후군으로 진단받고 치료약을 먹는 경우를 간혹 본다. 다리 증상이 없는데 주기적사지움직임증만 있다고 하지불안증후군으로 진단할 수는 없다. 주기적사지움직임은 하지불안증후군에서 가장 흔하게 나타나지만 건강한 사람을 포함해 다양한 경우에서 자주 나타나는 현상이다.

　독일에서 진행된 인구집단 수준의 연구 결과를 보면, 1354명을 대상으로 수면다원검사를 시행한 결과 검사자의 약 33퍼센트에서 주기적사지움직임이 보였다.[3] 주기적사지움직임은 고령, 남자, 흡연, 당뇨 그리고 하지불안증후군 등이 있을 때 잘 나타났다. 따라서 다리 증상 없이 수면다원검사에서 주기적사지움직임이 있다고 해서 하지불안증후군이라고 진단할 수 없으므로 치료 시작에 신중해야 한다. 물론, 하지불안증후군이 없는 주기적사지움직임인 경우에도 그 정도가 심해서 밤에 수면을 방해하거나 낮에 졸음과 피로감 등을 초래한다면 치료를 받을 필요가 있다.

3 Szentkirályi A, Stefani A, Hackner H, et al. Prevalence and associated risk factors of periodic limb movement in sleep in two German population-based studies. *Sleep*. 2019;42(3). doi:10.1093/sleep/zsy237

감사의 글

처음 책을 쓸 때는 환자들에게 꼭 필요한 내용만을 이해하기 쉽게 정리하여 얇은 책자로 만들려고 하였다. 그런데 원고를 쓸수록 넣어야 할 것, 넣고 싶은 것들이 자꾸 보여 다 완성하고 보니 제법 두툼한 종합 안내서가 되었다. 이 책을 낼 수 있었던 것은 나를 믿고 찾아와 주신 환자분들 덕분이다. 하지불안증후군 환자들이 이 책을 통해서 조금이나마 도움이 된다면 큰 보람이라 하겠다.

지난 25년간 하지불안증후군 연구에 전념할 수 있었던 것은 한국연구재단의 연구지원금을 비교적 넉넉하게 받을 수 있어서 가능한 일이었다. 나에게는 커다란 행운이 아닐 수 없다. 거의 20여 년간 나와 같이 공동연구를 수행하면서 많은 조언과 도움을 주신 연세대학교 의공학과 김경환 교수에게 감사를 드린다. 그동안 연구에 참여한 많은 연구원들에게도 감사를 표한다. 김성민, 이병욱 연구원이 기억에 남는다. 김경환 교수님의 지도하에 석사 과정부터 연구에 참여하고, 박사 수료 후 병역특례 전문연구요원으로

3년간 우리 연구실에서 열심히 연구한 차광수 연구원에게 특별히 감사를 전한다. 이병욱 연구원은 현재 수면 관련 기업을 창업하여 임상 수면검사 및 양압기 사업을 활발히 하고 있으며, 대학에 출강도 하고 있다.

여러 전임의 제자들로부터 같이 연구하면서 많은 도움을 받았으며, 현재는 전임의 과정을 마치고 각자 여러 대학에서 자리를 잡고 열심히 진료와 연구를 하고 있다. 아주대학교 김태준 교수, 차의과대학 신정원 교수, 그리고 경희대학교 변정익 교수에게 감사의 마음을 전한다.

끝으로 많은 격려를 해준 아내 조희송과 관심을 보여준 사랑하는 나의 아이들에게 감사의 마음을 전한다. 대학의 문을 막 열고 사회라는 넓은 바다로 첫발을 내딛은 큰딸 예빈에게, 전방의 초소에서 국가를 위해 헌신하는 아들 수호에게, 그리고 고등학교의 마지막 해를 맞이해 더욱 열심히 노력해야 하는 은수에게 이 책이 희망의 씨앗이 되어 그들의 꿈이 자라나길 소망하며 책을 바친다.

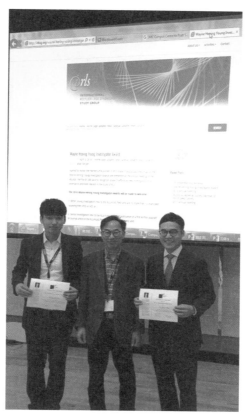

2018년 국제하지불안증후군학회에서 필자의 연구팀이 2개의
웨인 헤닝(Wayne Hening) 젊은연구자상을 동시에 수상하면
서 촬영한 사진. 수상자 차광수(현 에이슬립 연구원), 김태준(현
아주대학교 신경과 교수)연구원과 함께(왼쪽부터)

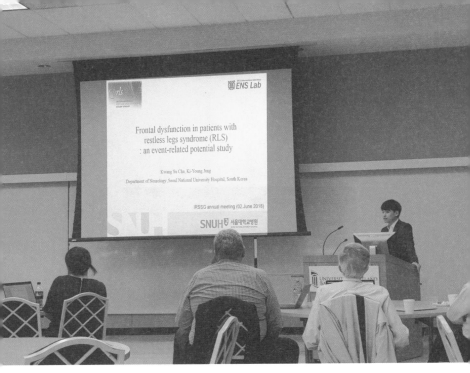

2018년도 국제하지불안증후군학회에서 젊은연구자상을 수상한
차광수 연구원의 논문 발표 모습

2018년도 미국수면학회 포스터 발표장에서 지금은 작고하신
존스홉킨스의 리처드 앨런 박사와 함께

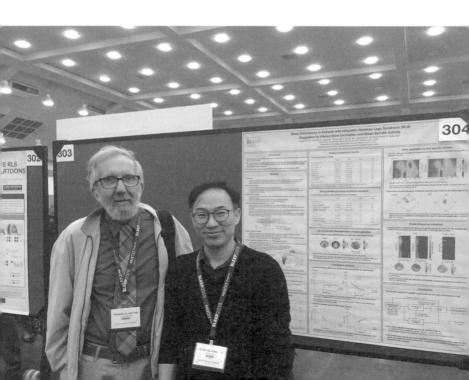

SLEEP, 2023, 46, 1–11

https://doi.org/10.1093/sleep/zsad154
Advance access publication 31 May 2023
Original Article

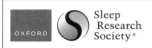

Sleep
Research
Society®

Original Article

Change of iron content in brain regions after intravenous iron therapy in restless legs syndrome: quantitative susceptibility mapping study

Tae-Joon Kim[1,2], Min Hye Kim[2], Jung Hwan Kim[3], Jin-Sun Jun[3], Jung-Ick Byun[4], Jun-Sang Sunwoo[5], Jung-Won Shin[6], Sung-Min Gho[7], Chul-Ho Sohn[8,9,*] and Ki-Young Jung[10,*]

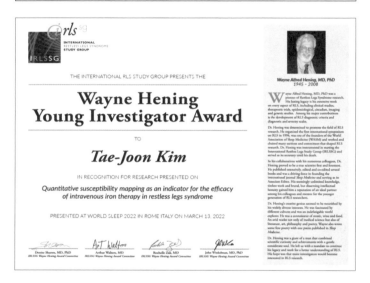

하지불안증후군 환자에게 철분 주사 후 뇌의 농도 변화를 정량적으로 분석한 세계 최초의 논문. 미국수면학회의 공식학술지인 《슬립(Sleep)》에서 2023년 8월호 편집자 선정 논문으로 채택되었으며, 2022년 세계하지불안증후군학회에서 웨인 헤닝 상을 수상하였다.

영상자료

아래는 필자가 그간 출연했던 영상 자료를 정리한 것으로 하지불안증후군뿐만 아니라 수면 및 수면장애와 관련해 유익한 내용을 담고 있어 소개한다.

유튜브 의학채널 비온뒤: '하지불안증후군 치료의 모든 것'

대한수면학회와 유튜브 채널 비온뒤가 함께 만든 영상으로 계명대동산병원 조용원 교수, 강동경희대병원 신원철 교수와 함께 하지불안증후군의 증상 특징부터 치료, 임상 사례, 관련한 오해와 진실까지 세세하게 이야기를 나눈다.

유튜브 의학채널 비온뒤: '하지불안증후군의 잘못된 믿음'

단국대학교병원 신경과 신혜림 교수와 함께 하지불안증후군에 관해 이야기하는 영상으로 하지불안증후군은 완치가 가능한지, 약은 언제 먹어야 하는지, 치매를 유발하는지 등 하지불안증후군과 관련한 오해를 주로 다루면서 하지불안증후군의 정확한 이해에 초점을 맞춘다.

KBS 1TV 〈아침마당〉

이 영상은 다리를 잘라내고 싶을 정도로 고통스러워 죽음을 고민했던 70대 여성 환자 사례를 중심으로 하지불안증후군의 진단, 처방, 조절법 등을 소개한다. 자신의 증상을 꼼꼼하게 기록하고 증상에 대해 의사와 상세하게 이야기하고 소통하는 것이 하지불안증후군 치료에 매우 중요하다는 것을 강조한다.

유튜브 의학채널 비온뒤: '숙면의 기술'

꿀잠이 보약이라는 말도 있듯, 잠을 잘 자야 건강한 하루를 보낼 수 있다. 이 자료는 지은이의 책 『잠의 힘』의 내용을 압축적으로 설명하는 영상으로, 수면에 대한 의학적 분석에서부터 슬기로운 수면생활을 영위하기 위한 실용적 팁까지 쉽고 명쾌하게 정리해서 소개한다.

유튜브 대한수면학회: '건강한 수면을 위한 꿀팁'

2021년 세계수면의 날을 맞이하여 대한수면학회에서 제작한 영상으로 당시 학회장을 역임했던 지은이가 수면의 중요성뿐만 아니라 수면을 잘 취하지 못했을 때 나타나는 증상, 자신만의 적절한 수면시간을 찾는 방법, 건강한 수면을 위한 실용적인 팁 등을 제시한다.

유튜브 의학채널 비온뒤: '예술 속의 수면장애'

대한수면연구학회와 의학채널 비온뒤가 함께해 만든 영상으로 그리스로마 신화 속 잠에 대한 이야기부터 영화, 세르반테스, 매리 셸리, 셰익스피어의 문학작품, 에드바르 뭉크의 그림 등 예술작품을 통해 수면과 수면장애에 대해 흥미진진한 이야기를 풀어낸다.

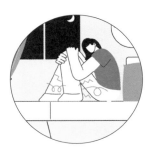

하지불안증후군

2024년 3월 22일 1판 1쇄 발행

지은이	정기영
펴낸곳	에이도스출판사
출판신고	제2023-000068호
주소	서울시 은평구 수색로 200, 103-102
팩스	0303-3444-4479
이메일	eidospub.co@gmail.com
페이스북	facebook.com/eidospublishing
인스타그램	instagram.com/eidos_book
블로그	https://eidospub.blog.me/
표지 디자인	공중정원
본문 디자인	개밥바라기

ISBN 979-11-85415-70-3   93510

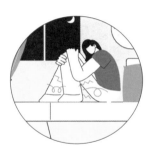

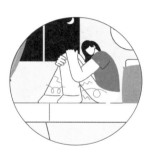